1日5分！
血管ケアだけで20歳若返る！

JN136746

池谷敏郎

青春新書
PLAYBOOKS

はじめに――あれもこれもしなくてOK！
健康寿命は、血管ケアだけで延ばせます！

今は特にこれといった病気がなくても、ご自身の体の将来についてなんとなく不安を感じている方は多いと思います。

あるいは、何らかの不調や病気を大なり小なり抱えている方もいらっしゃるでしょう。

高血圧や糖尿病などの持病がある方、

家族にがんを患った方がいて「いつかは自分も……」と心配されている方、

同じように心臓病や脳卒中を心配されている方、

「認知症になったらどうしよう」「寝たきりになったらどうしよう」と、漠然と将来のことを心配されている方――。

抱えている不安や病気がなんであれ、根本から治そうと思ったら、やるべきことはたったの１つです。

それが、「血管をケアする」ということ。

たったこれだけです！

あれもこれもと手を広げなくていいんです。

「え？　テレビでもいろんな健康番組やってるし、ネットにもたくさん情報があるし、一口に病気といってもがんとか認知症とかいろいろあるのに？　じゃ、今までやってきたことはムダだったの？」

という声が聞こえてきそうです。

もちろんムダではありません。ムダだなんてとんでもない！　体にいい食事や運動を続けることは、何よりも大事なのです。

でも、みなさんお忙しいし、なかなか続けにくいこともありますよね？

それから、テレビやネットを見ているだけでも、やったほうがいいことがたくさんあって、「あれもやらなきゃ」、「これもやったほうがいいらしい」となってキリがないし、「やったほうがいいみたいだけど、費用はいくらかかるんだろう？」などと考えているうちに日々の忙しさにかまけて忘れてしまったりしませんか？

「あれもこれもしなきゃ」と思っていると、実際にはなかなかできない人が多いのは、私

がこれまで30年もの間、診察室で患者さんとお話しするなかで、痛感してきたことのナンバーワンなのです。

病気にはいろいろなものがありますが、どんな病気も、根本から治そう、防ごうと思ったら、血管ケアにいきつきます。

だから、「あれもこれもしなきゃ」はもう卒業しましょう。くわしくはこれからお話ししていきますが、**「血管をケアする」という視点で体にアプローチし、1日たった5分、「血管ケア」を実践していただければ、病気にならない強い体を取り戻し、体も心も驚くほど若返ります。**

◆サクラの花を美しく満開に咲かせるには

私は、診察にいらした患者さんに、血管の状態をサクラの木にたとえてお話しすることがあります。

大動脈は「幹」、末端の動脈や静脈、毛細血管は「枝葉」に相当します。1つひとつの花が、脳や心臓、肺、腸、骨といった臓器です。

幹や枝葉が健康な状態であれば、1つひとつの花びらのすみずみまで栄養がしっかり行き渡り、樹齢に関係なく、美しい花が咲きます。**年を重ねたサクラが素晴らしい満開を見せてくれるのは、健康な幹・枝葉を維持しているからです。**

しかし、幹や枝葉が何らかの原因で不健康になっていたとしたら？

あの美しい「満開のサクラ」にはなりません。

私たちの体も同じなのです。幹や枝葉、つまり全身の血管が健康であることがすべてのベースになっているのです。**血管が健康であれば、栄養が全身の細胞1つひとつのすみずみまで行き渡り、臓器も健康を維持できるわけです。**

この「幹と枝葉から元気にする」ことが、私たちの体で言えば「血管を若返らせること＝血管ケア」です。血管を元気にしてあげれば、私たちの体全体が若く元気な状態を長く保てるようになります。

さて、あなたの血管は、いまどういう状態でしょう？　きれいなサクラが咲く状態でしょうか？　次ページからのチェックリストをぜひお試しください。

下の「血管力セルフチェック」を、ぜひやってみてください。

もっとくわしく知りたい方は、つづけて「冠動脈疾患絶対リスクチャート」(8ページ)、「10年間で脳卒中を発症する確率 算定表」(9ページ)にトライしてみてください。

それぞれ、万人単位の大規模な調査の結果から作られたものです。いまから10年の間に、あなたが冠動脈疾患や脳卒中にかかる危険性を、目安ではありますが、数字で出すことができます。

血管力セルフチェック

チェック項目	リスク度
腹囲が男性で85cm、女性で90cm以上	1
日頃歩くことが少ない	1
満腹になるまで食べないと気がすまない	1
生活のリズムが不規則	1
完璧主義でイライラすることが多く、人には負けたくない	1
階段や坂を歩くのがつらい	1
下肢の冷えやしびれを感じる	1
親きょうだいに心臓病や脳卒中になった人がいる	1
現在タバコを吸っている	3
脂質異常症と診断、またはその傾向ありと指摘されている	3
高血圧と診断、またはその傾向ありと指摘されている	3
糖尿病と診断、またはその傾向ありと指摘されている	3

判定	
リスク度合計	目安
0～2	血管力は正常と考えられる
3～5	血管力は低下している可能性がある
6以上	血管力は低下している可能性か高い

冠動脈疾患絶対リスクチャート（一次予防）

㊟「冠動脈疾患」とは、主に心筋梗塞と狭心症のことを指します。

死亡率 0.5%未満　0.5%以上 1%未満　1%以上 2%未満
2%以上 5%未満　5%以上 10%未満

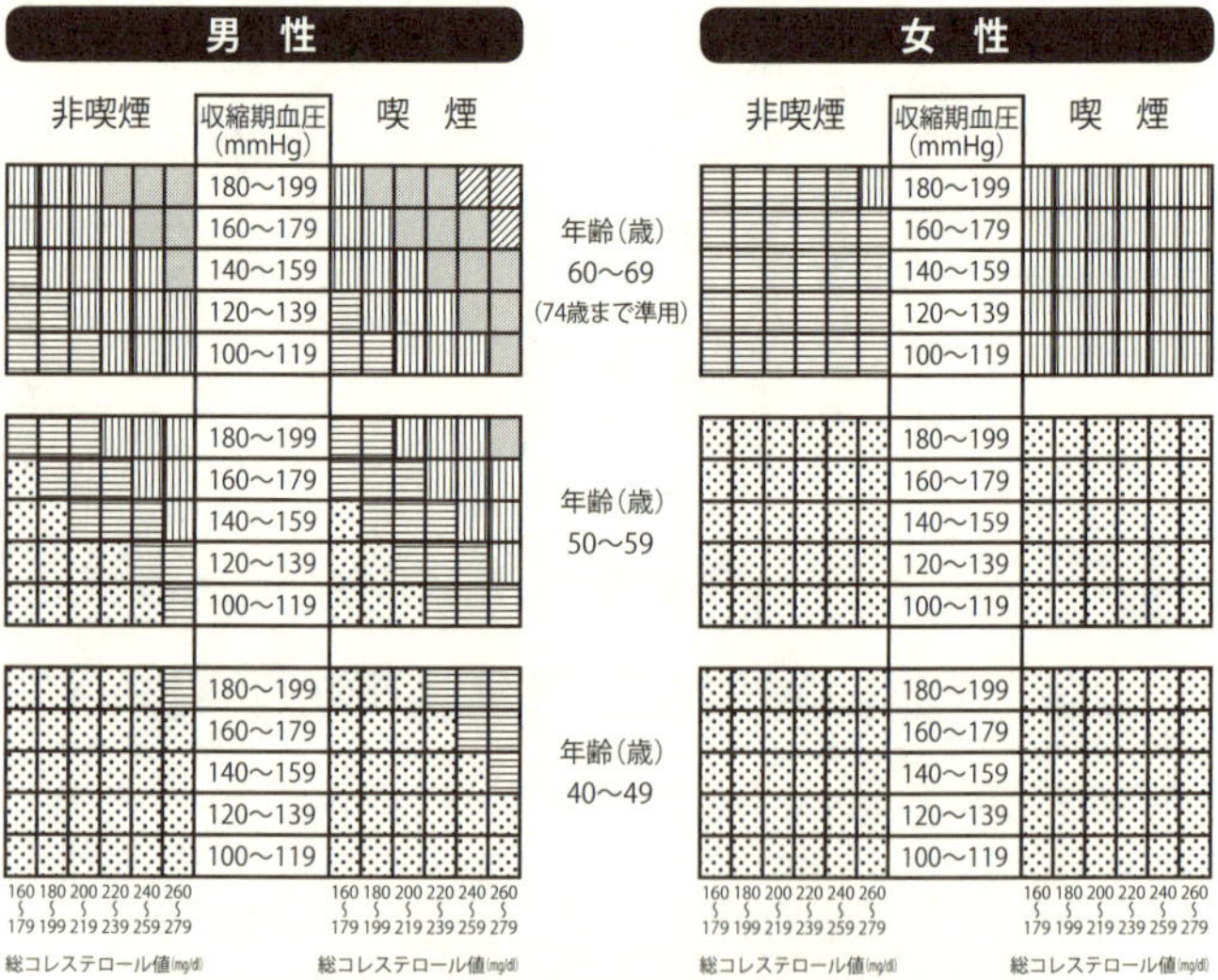

絶対リスクは危険因子の変化や加齢で変化するため、少なくとも年に１度は絶対リスクの再評価を行うこと。

【補足事項】
1）総コレステロール値160 未満の場合は、160～179の区分を用いる。
2）総コレステロール値280以上の場合は、260～279 の区分を用いる。
3）収縮期血圧100 未満の場合は、100～119の区分を用いる。
4）収縮期血圧200以上の場合は、180～199の区分を用いる。
5）75歳以上は本リスクチャートを適用できない。
6）血圧の管理は高血圧学会のガイドライン、糖尿病の管理は糖尿病学会のガイドラインに従って行う。
7）喫煙者は絶対リスクのレベルにかかわらず禁煙することが望ましい。
8）高血糖者、また糖尿病や慢性腎臓病患者などの高リスク状態では、このリスクチャートを用いることはできない。

（出典：日本動脈硬化学会（編）：動脈硬化性疾患予防ガイドライン2012年版．日本動脈硬化学会，2012
「冠動脈疾患絶対リスクチャート（一次予防）」より一部を抜粋・改変／注は筆者による）

10年間で脳卒中を発症する確率 算定表

注「脳卒中」とは、主に脳梗塞と脳出血のことを指します。

年齢（歳）	点数
40〜44	0
45〜49	5
50〜54	6
55〜59	12
60〜64	16
65〜69	19

性別	点数
男性の場合	6
女性の場合	0

タバコを吸っている	点数
男性の場合	4
女性の場合	8

肥満度(BMI)	点数
25未満	0
25以上、30未満	2
30以上	3

※肥満度(BMI)：
体重(kg)÷身長(m)÷身長(m)

糖尿病	点数
あり	7

※糖尿病ありとは：
治療中または空腹時血糖値126mg/dℓ以上

血圧(mmHg)	点数
降圧薬内服なしの場合	
120未満／80未満	0
120〜129／80〜84	3
130〜139／85〜89	6
140〜159／90〜99	8
160〜179／100〜109	11
180以上／110以上	13
降圧薬内服中の場合	
120未満／80未満	10
120〜129／80〜84	10
130〜139／85〜89	10
140〜159／90〜99	11
160〜179／100〜109	11
180以上／110以上	15

※血圧：収縮期／拡張期(mmHg)
最高血圧と最低血圧で点数の高いほう

すべての点数を合計する

合計点数	発症確率	血管年齢(歳)	
		男性	女性
10点以下	1%未満	42	47
11〜17	1%以上、2%未満	53	60
18〜22	2%以上、3%未満	59	67
23〜25	3%以上、4%未満	64	72
26〜27	4%以上、5%未満	67	76
28〜29	5%以上、6%未満	70	80
30	6%以上、7%未満	73	83
31〜32	7%以上、8%未満	75	85
33	8%以上、9%未満	77	90以上
34	9%以上、10%未満	79	-
35〜36	10%以上、12%未満	82	-
37〜39	12%以上、15%未満	85	-
40〜42	15%以上、20%未満	90以上	-
43点以上	20%以上	-	-

心筋梗塞などのリスクを測りたければp8、脳卒中のリスクを測りたければこのページの表を試してみましょう！

（出典：国立がん研究センターによる多目的コホート研究HPより〔http://epi.ncc.go.jp/jpphc/〕／レイアウトを一部改変／注は筆者による）

◆人生100年時代を生きる知恵

さて、人生100年時代と言われます。

100歳まで生きるということは、いま80歳の人なら、あと20年。70歳の人なら30年、60歳の人なら40年、50歳の人なら50年という年月があります。40歳の人は、まだまだ人生の半分にも達していません。

最近、「定年後」が話題になっているように、定年を迎えても人生はまだまだ続きます。

「そうは言っても、私のサクラは弱った花が出はじめているよ……」なんて思う人も、もしかしたらいるかもしれませんね。

でも、弱い部分を抱えていることは決して悪いことではありません。

健康に自信がある人ほど、自身の体力を過信して日頃から無理をしがちなので、ある日突然重大な病気が見つかる……ということはよくあるのです。弱い部分をもっているからこそ、気がかりなことがあるからこそ、健康に気をつけようと思うもの。だから、不健康な部分を自覚していることはとても大切なことだと私は思います。

サクラでいえば、春になっても花が咲かない状態になる前に、1枚の葉を見て「ちょっと弱っているな」と気づけたならば、それはむしろ良いことなのです。


人生100年時代をどう生きるかという議論のなかで、「どう働くのか」「お金はどうするのか」が、最近よく注目されています。「老後、年金以外に一人あたり2000万円必要だ」という金融庁の報告書が話題にもなりました。

たしかにある程度のお金も必要でしょう。

でも、いちばんは健康ではないでしょうか？　病気になればその分医療費がかかりますし、たとえお金をたくさん持っていたとしても健康が損なわれればハッピーではありません。

そもそも健康を害して、たとえば若くして介護が必要な状態になったり、働けなくなったりすれば、老後の資金を貯めることも難しくなるかもしれません。


サクラの花をなるべく長くきれいに咲かせるように、元気に長生きすること、つまりは健康寿命を延ばす工夫が必須です。

◆健康寿命をじゃまするものとは？

健康寿命とは、健康上の問題で日常生活が制限されることなく生活することができる期間を指します。つまりは、介護が必要になったり、寝たきりになったりせずに、自立した生活を送ることのできる期間のこと。

人生１００年時代の到来と言われるほどに寿命は延びていて、それに伴って、健康寿命も延びてはいますが、相変わらず、その間には10年前後の開きがあります。

「寿命－健康寿命＝不健康な期間」は、男性でおよそ9年、女性でおよそ12年。

女性は男性に比べて長生きする傾向があり、平均寿命が男性よりも6年以上長いのですが、健康寿命は3年弱しか変わりません。

では、なにが私たちの健康寿命を短くするのでしょうか？

介護が必要になった主な原因は、次のようなものです。

ちなみに、「要介護」とは、日常生活を送るために介護が必要な状態のこと。

「要支援」とは、現在は介護の必要性はないものの、要介護状態にならないように何らかの支援が必要な状態のことです。

要介護者の場合……

1位　認知症　24・8％
2位　脳血管疾患（脳卒中）　18・4％
3位　高齢による衰弱　12・1％

要支援者の場合……

1位　関節疾患　17・2％
2位　高齢による衰弱　16・2％
3位　骨折・転倒　15・2％

※いずれも、厚生労働省「平成28年　国民生活基礎調査の概況」より

よく「ピンピンコロリをめざしたい」と言いますよね。

いつまでもピンピンと元気に過ごすには、認知症や脳卒中、高齢に伴う衰弱、関節疾患、骨折・転倒から、介護や支援が必要な状態、不健康な状態になることをなんとか避けなければいけません。

◆寿命を左右するもの

ところで、ピンピンコロリの「コロリ」のほうの原因はなんでしょうか。
元気に長生きしようと思ったら、「コロリ」の原因も知っておく必要があります。
日本人の死因の第1位は、みなさんもご存じのとおり、「がん」です。
2番目に多いのが「心臓病」。
3番目が「老衰」。
4番目が「脳血管疾患」。
5番目が「肺炎」。

（厚生労働省「平成30年人口動態統計月報年計（概数）」より）

つまり、「元気に長生き」を実現しようと思ったら、「元気に」をじゃまする認知症や脳卒中、高齢に伴う衰弱、関節疾患、骨折・転倒などと、「長生き」をじゃまするがん、心臓病、老衰、脳血管疾患、肺炎などを防がないといけないということです。

◆将来を心配するより、血管力を鍛えよう！

ただ、これらの病気、障害、アクシデントを防ごうと思ったら、1日3食バランスの良い食事を摂って、カロリーも糖質も摂りすぎないようにして、質の良い睡眠をたっぷりとって、筋トレやストレッチで体のケアもして、脳トレで頭の若さも保って、がん検診や人間ドックで病気の早期発見に努めて……と、やったほうが良さそうなことが次から次に思いついてしまうかもしれません。

最新の健康情報をかき集めながら、ありとあらゆる「健康に良い」とされる習慣を取り入れなければ、すべてを防ぐことなんて到底無理！　そう思うかもしれませんね。

健康に良いことをあれもこれも全部やっていたらかえって疲れてしまいます。気力も体力も持ちません。とくにシニアの方にとっては現実的ではありませんよね。

では、どうするのか。サクラの話を思い出してください。幹や枝葉を元気にすれば、しおれかけていた葉だけではなく、全体が元気になって満開になる、という話です。

そう、血管ケアさえ行えば、先ほど挙げたすべてをカバーすることに役立ちます。


血管ケアとは、血管を若返らせるケアのこと。

「血管がしなやかに開くこと」

「血管の内側がなめらかで、血液をスムーズに循環させることができるようにすること」

という両方を兼ね備えた「血管力」を高めることです。


といっても、血管に直接触れることはできません。

ではどうやって血管をケアするのかと言えば、
・血管力を下げる食事をやめて、血管力を高める食事に変える
・血管力を高める運動をする

・血管力を高める質の良い睡眠をとる

ということに尽きます。

血管力に注目して健康づくりを行えば、寿命を短くする要因も、健康寿命を短くする要因も予防することができます。

1章、2章、3章では、なぜ血管ケアだけでいろいろな病気が防げるのかを説明し、4章と5章で血管ケアの具体的な方法を紹介します。

人は姿勢が良くなり、シルエットが変わるだけで10歳見た目が若返ると言いますが、この本を読んでいただければ、まず気持ちが10歳若返ります。

そして、血管ケアを実践していただければ、見た目だけではなく体の内側から20歳若返ります！

血管ケアは、人生100年時代をすこやかに生き抜くための強い味方です。

「寝たきりになりたくない」「老後のお金は大丈夫かな……」などと心配する前に、血管力を鍛えて、健康寿命を延ばしましょう！

もくじ

はじめに
サクラの花を美しく満開に咲かせるには 5
・血管力セルフチェック 7
・冠動脈疾患絶対リスクチャート（一次予防） 8
・10年間で脳卒中を発症する確率 算定表 9
人生100年時代を生きる知恵 10
健康寿命をじゃまするものとは？ 12
寿命を左右するもの 14
将来を心配するより、血管力を鍛えよう！ 15

1章 こわい突然死は、「血管ケア」で防げた！

ピンコロリになりたいですか？ 26

突然死の中身とは 28
あなたの突然死のリスクはどのくらい？ 32
リスクを２４３倍に高める５大悪 34
ピンコロリさえも選べない 42
血管事故の先にあるものは…… 44
誰かの手を借りなければ生きられなくなることも 46

２章 「ピンネンコロリ」を防ぐカギも血管にあり

「ピンネンコロリ」の人生とは 50
骨と血管は運命共同体 53
カルシウム・パラドックス 55
血管を老けさせるものは骨も老けさせる 57
女性ホルモンに守られている 58
タバコは骨をもろくし、骨折を治りにくくする 59

タンパク質不足が筋肉の衰え、認知症を招く 61
肉は食べるべきか？ 63
認知症も血管の老化がカギ 65
糖尿病がアルツハイマーを増やす理由 67
「かくれ高血糖」も認知症予備群 69
かくれ高血糖があるか、調べる方法 70
糖尿病の人は高速で〝認知症の崖〟に近づいている 71
「かくれ心不全」にも要注意！ 73
がんも血管ケアが重要だった！ 75
血管を老けさせる生活は、がんも増やす 77
大腸がんはヨーグルトや便通改善だけでは防げない 79

3章　あの病気も血管ケアで防げる・改善できる！

【肺炎・COPD】「かくれCOPD」にも要注意　82
【狭心症】ただの肩こりと思ったら……　86
【脂肪肝】メタボな生活習慣が怖い肝臓病を引き起こす　89
【心不全】「かくれ肥満」が引き起こす　92
【頭痛・手のしびれ】体を動かすだけでカンタン解決！　94
【頻尿・尿漏れ】筋肉の衰えで尿道もゆるむ　96
【むくみ】普段の習慣に原因あり　98
むくみの原因となる「下《か》肢《し》静脈瘤《じょうみゃくりゅう》」　100
【冷え】冷えは攻めて治そう！　102
【便秘】出ない理由は、2つの不足　104
【睡眠障害】「寝つきが悪い」「早朝に目覚める」という方へ　108
睡眠薬が要介護の原因に？　110

4章　食事でできる最新・血管ケア

血管ケアごはんの基本……やっぱり糖質は控えめに　114
炭水化物の選び方——温より冷、白より茶　116
　主な炭水化物のGI値　119
水溶性食物繊維を味方につける　120
　食事はまず食物繊維から　122
食前にあえて一品——ソイファーストのすすめ　124
血管を若返らせる油を選ぶ　126
　加熱調理するときの油は？　128
アマニ油、エゴマ油だけでは足りない。魚がいちばん　130
血管にやさしい肉の食べ方　132
　食べたい肉、避けたい肉　134
野菜の力を借りて活性酸素を抑えよう　136

ブロッコリーとタマネギ　138
夕食を見すえた朝食、昼食を！　140
コンビニだけでも血管力＆満足度アップ！　142
おすすめメニュー①　プルコギ＋アボカドサラダ＋蒸し大豆＋もち麦、トマトジュース　144
おすすめメニュー②　焼き鳥＆オニオンサラダ　146
おすすめメニュー③　スープカレー＋もち麦＆蒸し大豆、ヨーグルト＆キウイ　148
おすすめメニュー④　チャーハン＋もち麦＋蒸し大豆、もやしレモンのラー油かけ　150
おすすめメニュー番外編　外出先でお弁当を出されたら……　152
晩酌はキノコから　154
赤ワイン、緑茶、コーヒー……血管力を高める飲み物は？　158
血管に気を使いつつ、間食をとるには？　162

5章　1日5分でOK！　瞬時に若返るエクササイズ

1日5分からの「ながら運動」でOK！　166

若返りの天然薬「NO《エヌオー》」が、すぐに血管を若返らせる　168
内臓脂肪を減らし、免疫力を上げる筋肉を増やす　170
病気の予防だけではない！　症状改善にも効果あり　172
血管が若返るエクササイズ①　血管・骨・筋肉を強くする「ゾンビ体操」　174
たった3分でウォーキング10分ぶんの運動効果　176
血管が若返るエクササイズ②　上半身を心地よくほぐす「脱ET《イーティー》体操」　182
簡単で、マッサージのような心地よさ　184
【脱ET体操❶】座ったまま「5階」を見上げてボートこぎ　186
【脱ET体操❷】座ったまま胸を開く　190
【脱ET体操❸】座ったまま首を伸ばす　192
夕食後の運動で、ぐっすり眠れる　195
おわりに　199

本文イラスト　池田須香子

1章

こわい突然死は、「血管ケア」で防げた！

ピンコロリになりたいですか？

日本では、年間10万人もの人が突然死で亡くなっています。

突然死と聞くと、とてもまれなことのように思う人も多いかもしれませんが、じつは毎年10万人もの人が突然パタッと亡くなっているのです。

10万人という数が多いのか少ないのか、ちょっと考えてみると……、

今、日本で1年の間に亡くなっている人の数は約136万人なので、その1割弱の人、13人に1人くらいの人が突然死している計算になります。あるいは、1日あたりの数に直すと、単純計算で1日270人もの人が、日本のどこかで突然死している。

突然死ですから、前日までは、いえ、ほんの数時間前まではピンピンと元気にしていたのです。そんな人が突然倒れ、24時間以内にそのまま亡くなってしまう……。

記憶に新しいところでは、俳優の大杉漣さんがまさに突然死でした。

大杉さんは亡くなる前日の夜までドラマの撮影をされていて、その後、共演者の方たちと一緒にご飯を食べ、ホテルの部屋に戻ったところ腹痛に見舞われて、その4時間後に病院で息を引き取られたそうです。撮影後に共演者の方たちと食事に行ったということは、そのときまでは普段どおりの体調だったのでしょう。

まだ66歳という若さで、テレビで拝見する限り、とってもお元気な印象でしたから、本当に驚きました。報道によると、死因は急性心不全だったそうです。

この急性心不全とは、心臓の働きが急に低下して、心臓が全身に十分な量の血液を送り届けることができなくなったり、全身から心臓へ血液が戻ってこなくなったりする状態のこと。

さまざまな心臓病の結果、最終的に起こるのが急性心不全なので、急に起こったように見えて、じつはその裏にはなんらかの心臓の病気が隠れているのです。

突然死の中身とは

突然死の原因でもっとも多いのは、心臓病です。**突然死のおよそ6割が心臓病**によるものと言われています。そして、心臓病のなかでも突然死の原因で多いのが、**「心筋梗塞《こうそく》」**です。心臓に栄養と酸素を送り込む大事な血管である冠動脈が詰まって、血流が途絶えてしまい、心臓の細胞が壊死《えし》してしまうこと。つまりは、心臓の血管が詰まってしまう病気です。

また、現在、死因の4番目に入っている**脳血管疾患**も、突然死を招く病気です。

脳血管疾患とは、脳内の血管が詰まる**「脳梗塞」**と、脳内の血管が切れる**「脳出血」**、くも膜という脳表面の膜と脳の間に存在する血管にできたコブが破れる**「くも膜下出血」**のこと。これらをまとめて「脳卒中」と言います。

それから、死因の上位には入っていませんが、**大動脈疾患**も突然死につながる病気です。

大動脈は、心臓から全身に血液を送り出す血管（動脈）のなかでもいちばん太い血管で、胸部大動脈と腹部大動脈と呼ばれています。

「大動脈解離《かいり》」や「大動脈瘤《りゅう》破裂」といった病名を耳にしたことはありませんか？

大動脈の壁は、内側から内膜・中膜・外膜と3層に分かれていますが、いちばん内側の内膜に亀裂が入り、そこに血液が流れ込んで、真ん中の中膜が引き裂かれてしまうのが、大動脈解離。想像するだけでも、とても痛いですよね。実際、大動脈解離は、激しい痛みを伴い、その解離が心臓まで達すると急性心不全を引き起こし、突然死の原因となります。

一方、大動脈瘤破裂は、大動脈の壁がコブのように外側に膨らみ、やがて破裂して大出血を引き起こす病気です。

こうして見ていくと、突然死につながるのは、冠動脈や脳の血管、大動脈といった、大事な血管が切れたり、詰まったり、裂けたりする病気ばかり。**突然死を招く病気には多数ありますが、ほとんどが血管の老化と関連する「血管病」なのです。**

〔動脈〕

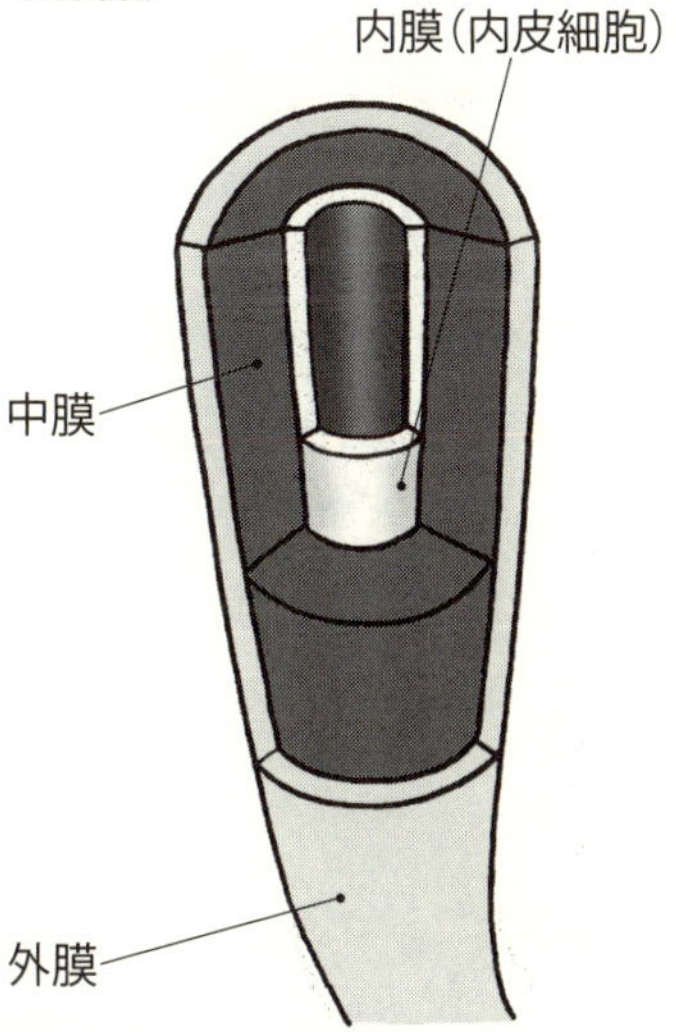

血管が詰まる病気

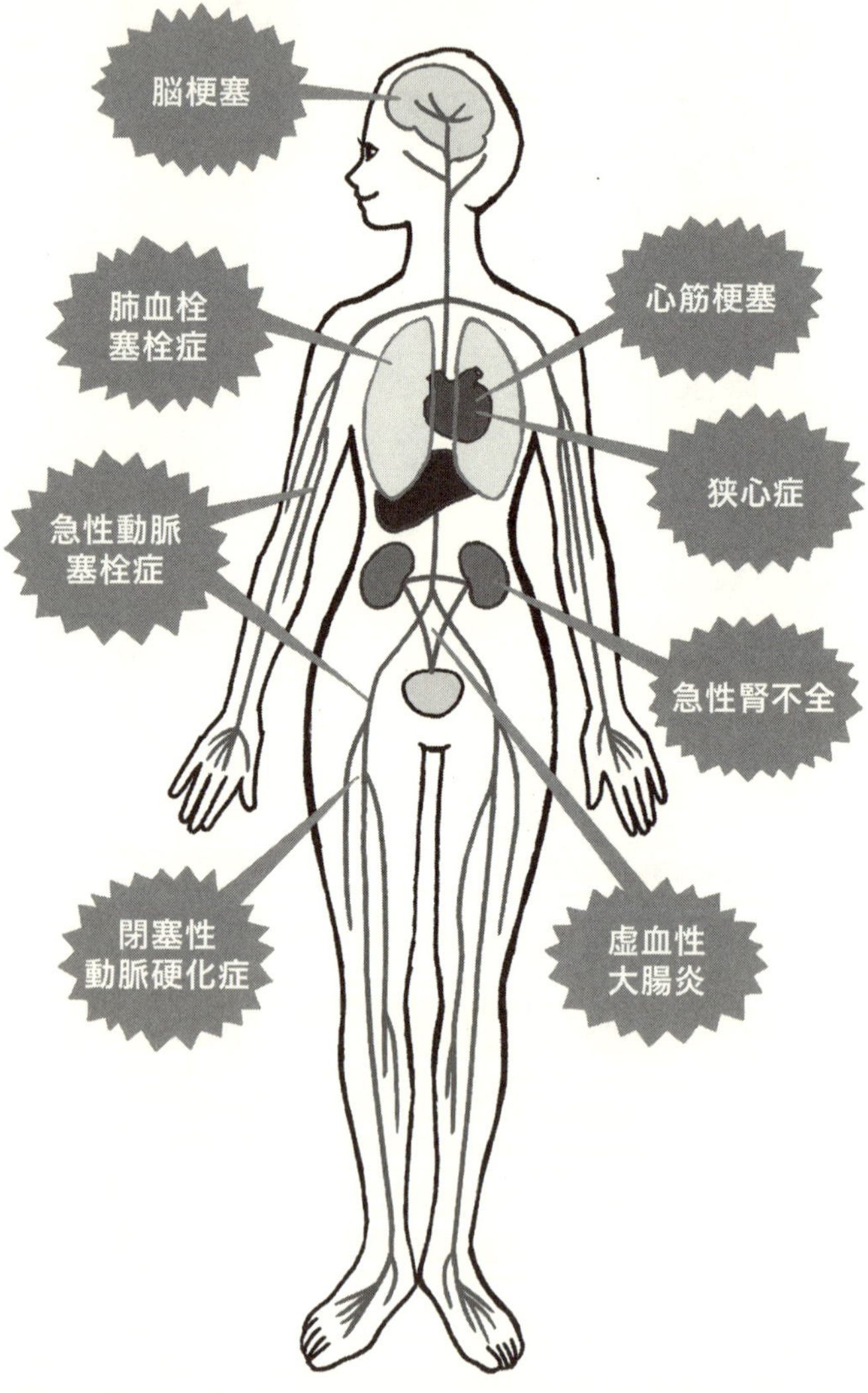

血管が切れる病気

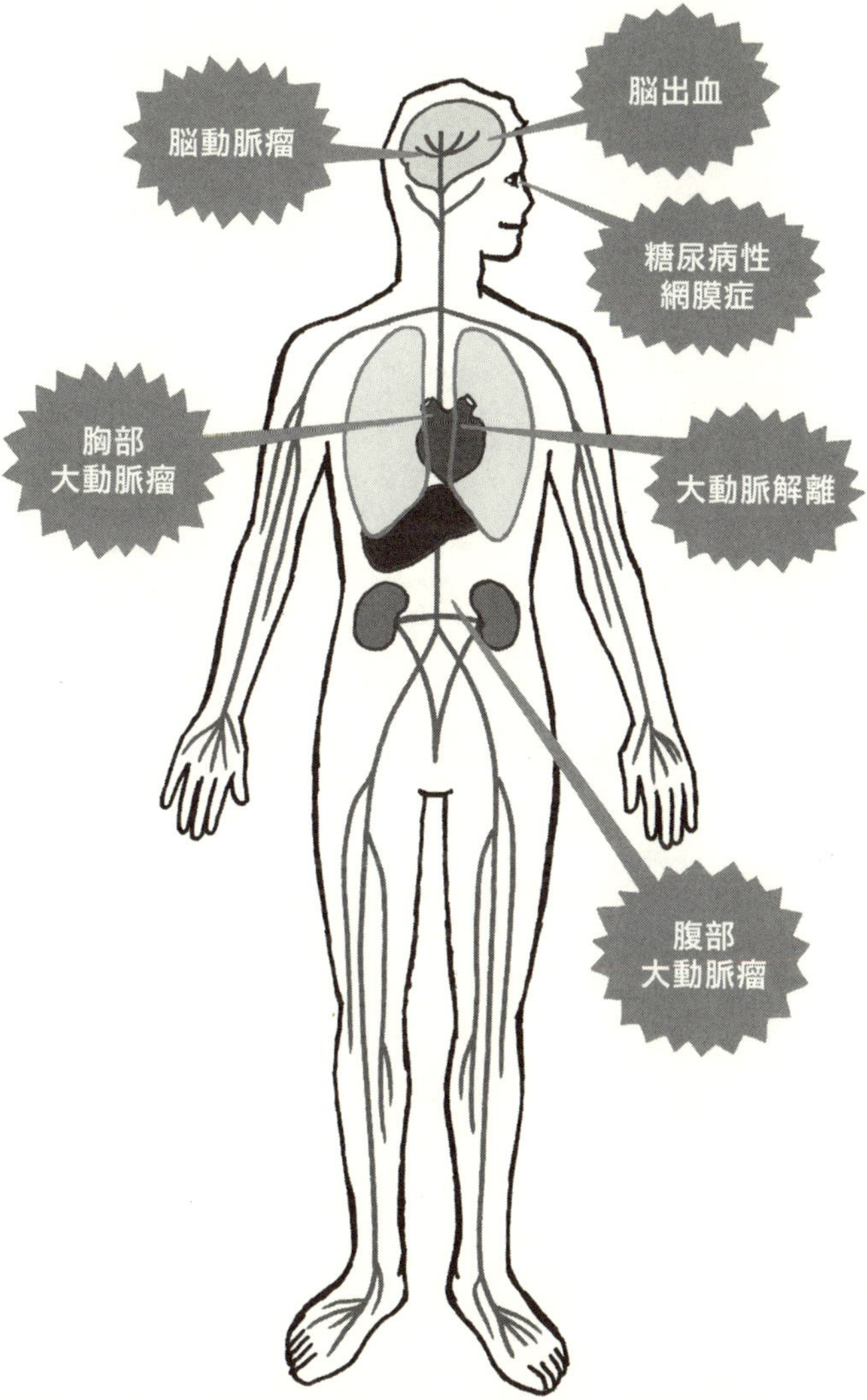

あなたの突然死のリスクはどのくらい？

突然死を引き起こす心臓病は、日本人の死因の第2位。年間21万人ほどが心臓病で亡くなっています。

死因の第4位である脳血管疾患が原因で亡くなっている人は、年間11万人ほど。

これら2つの血管病で亡くなっている人の数を足すと年間約32万人と、死因第1位のがんで亡くなる人の数にも迫るほどです。

ただ、がんに比べて心臓病や脳卒中は「高齢の人がなるもの」というイメージがあり、30代、40代の若い人のなかには「まだまだ自分とは縁遠いもの」と思っている人が多いかもしれません。

たしかに人生100年あると考えると30代も40代もまだまだ若いのですが、血管も十分に若いかというと、そうとは限りません。

心筋梗塞や脳卒中といった血管病（血管事故とも言います）が増えてくるのは、30代、40代から。若い人たちにとっても、決して〝縁遠い存在〟ではありません。

では、あなたが血管事故を起こすリスクはどのくらいあるのでしょうか？

それを予測することのできる指標があります。巻頭に、「冠動脈疾患絶対リスクチャート」と「10年間で脳卒中を発症する確率 算定表」という2つの指標を紹介しました。どちらも、万人単位の大規模な調査の結果からつくられたものです。

いまから10年の間にあなたが冠動脈疾患（心筋梗塞や狭心症などの心臓病）で亡くなる危険性、脳卒中を起こす危険性を、それぞれ数字で教えてくれるものです。目安ではありますが、ぜひチェックしてみてください。

若い方のなかにも「死亡率」「発症確率」が高かった方もいるかもしれませんね。そして、シニアの方は、年齢を重ねることでどうしてもリスクは上がるので、数字にびっくりされた方もいるかもしれません。

繰り返しになりますが、血管事故というのは、誰にとっても無縁ではいられないのです。

リスクを２４３倍に高める５大悪

もう少しざっくりと、血管事故のリスクを計算する方法があります。

あなたは、タバコを吸いますか？

高血圧ですか？

脂質代謝異常ですか？

血糖値は高いですか？

肥満ですか？

この５つの質問に対する「はい」の数がひとつ増えるごとに、血管事故を起こすリスクは３倍高くなります。


まず、**喫煙**について。

タバコに含まれるニコチンは、体内に入ると血管を収縮させ、血圧と心拍数を上げ、高血圧や動脈硬化を引き起こします。また、喫煙によって増えた活性酸素が、血管のいちばん内側に並ぶ血管内皮細胞を傷つけます。

次の**高血圧**はどうでしょう。

血圧が高いということは、血管の壁が、心臓から送り出された血液によって強く押され続けているということ。そうすると、その圧力に耐えるために、もともとはしなやかだった血管が少しずつ硬くなり、その分、血液の通り道が狭くなっていきます。

その狭くなった通り道を血液ががんばって通れば、さらに血管に対する圧力が上がり、血管を傷つけてしまう。

そのときにとくに傷つくのが、血液の流れに直に接する血管内皮細胞です。血管内皮細胞が傷つけば、そこから血中の脂質などが血管の膜に入り込み、動脈硬化が進みます。

最近、高血圧の新しいガイドラインが発表され、降圧目標値が少し厳しくなりました。

「血圧はやや高めでも問題ない」と考えている人がいますが、高血圧は確実に10年後、20年後に血管事故を起こすリスクを高めます。

お気をつけください。

高血圧の判断の目安

▶収縮期血圧（上の血圧）

　→心臓が収縮しているときに記録される血圧

▶拡張期血圧（下の血圧）

　→心臓が拡張しているときに記録される血圧

※ 血圧は「収縮期血圧／拡張期血圧 mmHg」と表記します。

家庭では

135/85 mmHg 以上▶

健診・医療機関では

140/90 mmHg 以上▶

高血圧

※ただし、家庭で125/80mmHg、
健診や医療機関で130/85mmHg以上であれば、
高血圧予備群と考えて注意が必要です。
※これはあくまで目安です。正式な診断は、
必ず医師を受診してください。

大間違い

・血圧の上下は離れているほうがいい

・上の血圧は「年齢＋90mmHg」まではOK

3つめの**脂質代謝異常**とは、悪玉の「LDLコレステロール」「中性脂肪」が多すぎる、または善玉の「HDLコレステロール」が少なすぎる状態のこと。

悪玉と呼ばれるLDLコレステロールにも役割があって、肝臓から全身にコレステロールを運んでいます。でも、増えすぎると、余分なコレステロールを血管壁に置き去りにしてしまう。それを回収するのがHDLコレステロールですが、血管壁のコレステロールの量が多すぎると回収が間に合いません。

回収されなかったコレステロールは、血管にできた傷から血管の壁に入り込んでたまってしまう。これが酸化されて変性すると、動脈硬化が進行します。**とくに中性脂肪が高いとLDLコレステロールのサイズが小型化し、より動脈硬化を生じやすくなります。小型のLDLコレステロールは超悪玉コレステロールと呼ばれています。**

さて、4つめの**高血糖**はどうでしょう。

血糖値とは血液中のブドウ糖の濃度のことですが、血液中に余った糖は、タンパク質と結びついて「終末糖化産物（AGEs：エイジス）」と呼ばれる物質に変わります。これが「糖化」と呼ばれる現象で、細胞を老化させる最大の犯人です。

脂質代謝異常の判断の目安

LDLコレステロール 140mg/dℓ 以上	▶	高LDLコレステロール血症
HDLコレステロール 40mg/dℓ 未満	▶	低LDLコレステロール血症
中性脂肪（トリグリセリド） 150mg/dℓ 以上	▶	高トリグリセリド血症
上記のいずれかひとつでも該当すれば	▶	脂質異常症

※ただし、LDL コレステロール 120mg/dℓ以上であれば、
脂質異常症の予備群と考えて注意が必要です。
※他の値も、境界値に近い場合には要注意です。
※これはあくまで目安です。
正式な診断は、必ず医師を受診してください。

大間違い

コレステロール値は
・高くてもOK
・高いほど長生きする

糖尿病の判断の目安

▶ 血糖値（早朝空腹時のもの）
126 mg/dl以上は「糖尿病型」

▶ ヘモグロビンA1c（HbA1c）
6.5 以上は「糖尿病型」

※ヘモグロビンA1c は特定健診（いわゆるメタボ検診）で検査されます

上記 2 つの「糖尿病型」が確認されると

▼

糖尿病

※ただし、血糖値（早朝空腹時のもの）が 100mg/dℓ以上か、ヘモグロビン A1c が 5.6 以上のいずれかがあれば糖尿病予備群と考えて注意が必要です。

※これはあくまで目安です。
正式な診断は、必ず医師におこなってもらいましょう。

ＡＧＥｓは活性酸素を発生させて、血管を傷つけるほか、血管壁のなかにも侵入し、すでに血管内部に入り込んでいたＬＤＬコレステロールを酸化させ、動脈硬化をより進めてしまうのです。

喫煙、高血圧、脂質代謝異常、高血糖という4つは、確実に血管の老化を進めます。

そして最後の**肥満**はと言うと、高血糖、高血圧、脂質代謝異常を引き起こしやすいという意味で、やっぱり血管を老化させてしまう。肥満と言っても問題になるのは、内臓脂肪型の肥満。つまりはお腹まわりにぽっこり脂肪がつくタイプの肥満です。

健康な人が血管事故を起こす危険度を「1」とした場合、これら5つの要因を1つでももっていると3倍に、2つ揃《そろ》うと9倍、3つ揃うと27倍、4つ揃うと81倍、5つ揃っていると243倍に——。恐ろしいですね。でも、逆に言えば、これらの要因を1つずつ減らしていけば、血管事故が起こるリスクを3分の1ずつ減らせるということです。

タバコを吸っている人は禁煙する。高血圧、脂質代謝異常、高血糖、肥満については、食事と運動で改善する。それが、血管ケアの基本です。

肥満の指標

▶肥満かどうかは、BMIという値で判断します。

BMI ＝ 体重（kg）÷身長（m）÷身長（m）

標準体重＝身長（m）×身長（m）×22

ちなみに、日本肥満学会のBMI判定基準は以下のとおりです。

BMI 18.5 未満：低体重
BMI 18.5 以上 25 未満：普通体重
BMI 25 以上：肥満

▶内臓脂肪型肥満（腹囲で推定します）

腹囲≧85cm（男性）

腹囲≧90cm（女性）

ピンコロリさえも選べない

ここまで、ピンコロリ（突然死）というのはじつはまれな〝事故〟ではなく、誰にとっても起こり得ることなんだ、ということを説明してきました。

誰にとっても無縁ではないからこそ、本書の4章、5章で紹介している血管ケア（食事と運動）にしっかり取り組んでほしい——との思いからですが、なかには、「あまり苦しまずにぽっくり逝きたいから、ぽっくり死ねるならピンコロリでもいい」なんて思う方もいるかもしれません。

でも、まず、**「苦しまずに」という望みは、残念ながらそう簡単にはかないません。**

急性心筋梗塞を起こすと、左右の胸の中心から左胸にかけて、重苦しい、締めつけられるような強い痛みを伴います。ときには、首や肩、背中、左腕、腹部などに痛みを感じることもあります。なおかつ、その痛みは30分以上続きます。

脳卒中の場合、脳の一部の細胞が障害されるため、突然顔の半分や片側の手足が動かなくなる、しびれる、ろれつが回らなくなる、立てなくなる、片眼が見えなくなる、視野が半分になる、ものが二つに見える——といった症状が典型的ですが、脳卒中のなかでもくも膜下出血の場合は、「頭をバッドで殴られたような」「いままでに経験したことのないような」と表現されるほど激しい痛みを伴うことが多い。

だから、「あまり苦しまずに」という最期の迎え方ではないのです。

また、自分もまわりの人も予期していないときに突然ぽっくり死んでしまうと、身辺の整理をしたり、身近な人たちに別れの挨拶《あいさつ》をしたりする時間もありません。家族だって、まったく心の準備もできないままに大事な人を亡くせば、その喪失感たるや大きいでしょう。

それに、誰しも人に見せたくないものの一つや二つはありますよね。それらをちゃんと処理してから旅立ちたいと思いませんか?

そして、ここからが肝心なのですが、「ぽっくり死ねるならピンコロリでもいいや」「自分の死後に恥ずかしいものが出てこようが、死んでいるんだからまあいいや」と割り切ったとしても、そもそもお望みどおり、コロリと逝けるかどうかはわからないのです。

血管事故の先にあるものは……

じつは、心筋梗塞をはじめとした心臓病での致死率は20％ほどです。
逆に言えば、80％の人は生き残ります。

医学の進歩やＡＥＤの普及などによって、救命率が上がっているのです。助かるようになったのは良いことじゃないか——。

そう思うでしょう。それは間違いありません。

ただ、心臓の血管が詰まったり狭まったりして心臓に十分な血液が行き届かなくなると、心不全を起こし、その心不全が重症であれば、たとえ命は助かったとしても、すっかり元どおりの心臓に戻るわけではないのです。

一部の心臓の細胞が死んでしまって、心臓のポンプ機能が衰えてしまうために、全身に十分な血液を送れなくなり、疲れやすくなったり、少し体を動かしただけで息切れしてしまうようになったりする。

そうなると、今まで楽しんでいた趣味も楽しめなくなってしまいます。ショッピングが好きだったのに外出がおっくうになったり、ゴルフやテニスが趣味だったのにコースをまわるのもラケットを持ってボールを追いかけるのもしんどくなったり。

心臓のポンプ機能の衰えによって倦怠感や足のむくみがあると、運転もままならなくなり、ドライブも楽しめなくなるでしょう。あまりに重症の場合は、ご飯を食べるだけで疲れて、食欲さえなくなってしまうということも。

このように、重症な心不全だと、たとえ命が助かっても、健康寿命は短くなってしまうのです。

しかし、もっと厄介なのは、脳卒中のほうです。

脳卒中の致死率は10％ほど。脳卒中を起こしても、9割の方は、コロリとは逝かず、命は助かります。

ただ、生き残ったのはいいものの、5割の方には、重症な麻痺や認知症のような症状などの後遺症が残ってしまうのです。

脳卒中の後遺症でもっとも一般的なのが、**片麻痺**と**痙縮**《けいしゅく》です。片麻痺とは、体の片側が動かしにくい、またはまったく動かせなくなること。痙縮は、筋肉が緊張しすぎてしまい、手の指が握った形のまま開かなくなったり、腕が曲がったまま動かせなくなったり、足先が伸びたまま突っ張ったりすることです。

また、**感覚麻痺**といって、麻痺のあるほうの手足がしびれたり、痛みや熱さ、冷たさなどを感じにくくなったりすることもあります。

自分の体なのに手足が思うように動かせないのはもどかしいでしょうし、以前ならごく簡単にできていたことができなくなってしまいます。

◆誰かの手を借りなければ生きられなくなることも

一方、「認知症のような」と書いたのは、**高次脳機能障害**という後遺症です。

高次脳機能障害とは、脳を損傷されたことで起こる、記憶や学習、思考、判断、感情などの機能の障害のこと。こう書いてもどんな障害なのかイメージをしにくいかもしれませんが、高次脳機能障害は、本当に十人十色で、人によって症状の出方はさまざまです。

・注意散漫になる
・情緒不安定になって、怒りやすくなったり、急に上機嫌になったりする
・段取りを考えて行動することができなくなる
・ぼーっとして、何に対しても反応が遅くなる
・新たに経験したことが思い出せなくなったり、逆に過去の記憶がなくなったりする
・相手の話は理解できても言葉が出てこなくなる
・言葉の意味がわからなくなる
・字を書く、服を着るといった簡単なことの手順がわからなくなる

具体例を挙げましたが、これらはほんの一例で、脳のどこが障害されるのかによって、どんな障害がどんな強さで出るのかは変わります。そして、多くの場合、いくつかの症状が重なって出ます。

そのほか、口やのどに麻痺が生じて言葉がうまく話せなくなったり（言語障害）、飲み物・食べ物をうまく飲み込めなくなったり（嚥下《えんげ》障害）、尿が出せなくなったり（尿閉《にょうへい》）、逆に

尿を漏らしてしまったり（尿失禁）、脳卒中によって生じる後遺症はさまざまです。

その結果、趣味の運動や運転などをあきらめざるを得なくなるだけではなく、ごく普通の日常生活でさえ、誰かの手を借りなければ難しくなってしまうこともあります。

血管を老化させて、心臓や脳といった大事な血管が切れたり詰まったりすれば、ピンコロリ（突然死）につながりかねないという怖さもありますが、それだけではなく、ピンコロリさえ、自分では選べません。

むしろ、コロリと逝かずに、なんらかのつらい症状や障害を抱えたまま生き続けることのほうが多いのです。健康寿命を短くするだけで、自分が描いていた晩年とは違う、つらい人生の幕開けになってしまいかねません。

2章

「ピンネンコロリ」を防ぐカギも血管にあり

「ピンネンコロリ」の人生とは

1章では、ピンピンコロリをめざすはずがピンコロリになったり、コロリと逝くことさえも自分では選べなかったりするという現実を紹介しました。

コロリとは逝けなかったときに突入することになりかねないのが、介護が必要となる状態、寝たきりの状態です。

ピンピンコロリではなく、ピンネンコロリ。

ピンピンと元気なまま天寿をまっとうするのではなく、介護を受けながら10年前後を過ごし、お迎えを待つ人生になります。

介護が必要な状態になってもすべてができなくなるわけではありませんから、要介護状態になることが必ずしも不幸というわけではありません。ただ、要介護度には5段階あり、いちばん重度の「要介護5」になると、ほとんど寝たきり。ベッドにほぼ横になったまま、ご飯を食べるのも、トイレに行くのも誰かの手を借りなければいけないという状態です。

できれば避けたいというのが多くの人の本音でしょう。

今、要介護や要支援の認定を受けている人は、全国に658万人ほど。65歳以上の人の2割ほど（18％）が要介護者または要支援者です。その内訳はというと、次のとおり。

- 要支援1　93万人
- 要支援2　93万人
- 要介護1　132万人
- 要介護2　114万人
- 要介護3　87万人
- 要介護4　80万人
- 要介護5　60万人

※2019年3月末現在（厚生労働省「介護保険事業状況報告」より）

要支援1、要支援2は、「はじめに」でも書いたとおり、要介護状態に比べてまだ軽度で、基本的な動作は自分で行うことができ、買い物や金銭管理、薬の管理といった少し複雑な日常生活動作になると誰かの見守りや手助けが必要となる状態です。

ただ、適切にサービスを利用してリハビリを行えば、改善の見込みが十分にあります。

要介護1になると、排泄や食事はほとんど一人でできるものの、身だしなみや掃除などの身のまわりの世話に何らかの手助けが必要となります。

要介護2では、排泄や食事でも何らかの手助けが必要なこともあり、身のまわりの世話全般、立ち上がりや歩行、移動にも何らかの支え、手助けを必要とするように。

要介護3では、身のまわりの世話、排泄、移動など、自分一人ではできないことが増えていきます。そして認知症に伴う問題行動や理解の低下がみられることもあります。

要介護4では、さらにできないことが増え、移動には車いすを必要とし、常に介護なしでは日常生活を送ることができないようになってきます。

そして**要介護5**では、すでに説明したとおり、ほぼ寝たきりの状態で生活全般にわたって介護が必要になってくる。

これらは、あくまでも目安ですが、要支援、要介護がそれぞれどんな状態なのか、なんとなくイメージしていただけたでしょうか。要介護度が上がるにつれて、人の手を借りなければいけないことが増え、ピンネンコロリな人生が色濃くなっていく印象があります。

骨と血管は運命共同体

「はじめに」でも書いたとおり、要支援・要介護になっていく背景にも血管の老化があります。まずは要支援の原因から見ていきましょう。

要支援になった原因で多いのは、

①関節疾患
②高齢による衰弱
③骨折・転倒

です。

これらの共通点は、骨や筋肉、関節といった運動器の老化に原因があるということ。

まず、要支援になる原因・第3位の骨折・転倒にかかわる、骨について説明しましょう。

「いつのまにか骨折」というフレーズを、ＣＭやテレビで耳にしたことはありませんか？

これは、骨粗しょう症によって骨が老化していると、たとえばちょっと重い荷物を持ち上げるとか、床に手をつくとか、尻もちをつくとか、ほんのささいなことでいつのまにか骨折していることがあるんですよ、ということを伝えるキャッチコピーです。

このメッセージのとおり、骨粗しょう症で骨のなかの硬い部分が減り、骨がスカスカになっていると、ちょっとしたことで骨折しやすくなります。そして、骨折によって、それまでは身のまわりのことを全部自分でできていた人が、誰かの手を借りなければ暮らせなくなってしまう——というのはよくあることなのです。

ここで、骨と血管の間には不思議な因果関係があります。

いってみれば、骨と血管は運命共同体のようなもの。

骨と血管の理想は、「骨は硬く、血管はしなやかに」という状態です。ところが、皮肉にも「骨はやわらかく、血管は硬い」という真逆の状態に陥ってしまうことがあります。

骨は、破骨細胞が古くなった骨細胞を壊し、骨芽細胞が新しい骨細胞をつくることで、中身を少しずつ入れ替えています。前者の骨を壊すほうが「骨吸収」、後者の骨をつくるほうが「骨形成」です。

若いうちは骨形成（骨をつくること）が骨吸収（骨を壊すこと）を上回っているので、骨量が増えて丈夫な骨がつくられる。ところが、加齢とともに骨吸収のほうが上回るようになると、骨量が減り、骨密度が減ってスカスカな骨になってしまい、骨粗しょう症を引き起こします。

◆カルシウム・パラドックス

骨吸収、骨形成で大事な役割をしているのが、カルシウムです。

骨吸収では、破骨細胞が古くなった骨のカルシウムやコラーゲンを分解し、骨形成では骨の表面にコラーゲンをつくり、そこに血液で運ばれたカルシウムを付着させています。

血液中のカルシウム濃度は通常、一定で変わりません。

カルシウムが不足すると、骨を溶かしてカルシウムを取り出し、血液中に供給することで、血液中のカルシウム濃度を保とうとする。だから、カルシウム不足が続くと、骨粗しょう症が進むのです。

なおかつ、骨から流れ出たカルシウムは、困ったことに血管にくっついてしまいます。もともとは血中のカルシウムが足りなくなっていたから骨からもらっていたわけですが、それが慢性化するうちに、血中のカルシウムが過剰になってしまい、余ったカルシウムが血管の壁にくっつき、血管を硬くし、動脈硬化を進めるのです。

カルシウム不足が、カルシウムの過剰を招く――。

その意味で、**「カルシウム・パラドックス」**と呼ばれています。

骨からカルシウムが奪われ、骨粗しょう症が進んで骨がスカスカになっていくと、その裏では、骨から取り出されたカルシウムが血管にたまり、血管を硬くして動脈硬化を進めている。

骨の老化が進んでいるときには、じつは血管の老化も進んでいるということです。

だから、骨と血管は運命共同体なのです。

血管を老けさせるものは骨も老けさせる

骨と血管の共通点はほかにもあり、そもそも同じ要因で老化が進みます。

骨粗しょう症の主な原因は、すでに紹介したカルシウム不足ともう一つ、運動不足です。**骨は、適度な負荷をかけてあげると、骨芽細胞が活性化して、骨をつくる働きが促されます。**

逆に、あまり歩かない、体を動かさない生活を続けていると、骨への刺激も減り、骨からカルシウムが溶け出しやすくなって骨量が減り、骨がもろくなりやすい。


血管にとっても運動不足は大敵です。

運動については改めて5章で詳しく説明しますが、運動をすると、血流が良くなりますし、血管をしなやかに広げてくれる「NO《エヌオー》」という物質が分泌されます。また、運動習慣をもつことで肥満予防や脂質代謝異常の改善につながるなど、血管の老化を進める要因の多くを改善・解消してくれます。

これだけ運動が血管に与える効果は大きいということは、逆に、運動をしないことでもたらされる弊害も大きいのです。

◆女性ホルモンに守られている

カルシウム不足と運動不足に加えて、女性の場合、女性ホルモンの欠乏も、骨の老化と血管の老化の両方に大きくかかわっています。

骨粗しょう症が女性に多いことはよく知られていますが、50代手前頃まではとくに女性のほうが多いわけではありません。女性の場合、50歳前後に閉経を迎えると、骨粗しょう症になりやすいのです。

閉経が近づくと、女性ホルモンのひとつであるエストロゲンの分泌量が減っていきます。エストロゲンは、骨からカルシウムが溶け出すのを防ぐ役割をもっているので、じつは女性は、若いうちにはエストロゲンによって骨が守られています。

ただ、当然ながら、そのエストロゲンの分泌が減ってしまう閉経後は、急激に骨密度が下がりやすく、同年代の男性に比べて骨粗しょう症が進みやすい。

そして血管も、骨と同じように、エストロゲンによって守られています。

エストロゲンには、血管をしなやかに保ち、血圧が上がるのを防ぐ作用や脂質代謝異常を改善する効果もあり、動脈硬化の予防にも一役買っているのです。

だから、エストロゲンの分泌量が減ると、骨粗しょう症だけではなく、動脈硬化も進みやすくなります。

この本を読んでくださっている読者のなかには、更年期世代の女性の方も多くいらっしゃると思います。骨と血管の守り神であるエストロゲンの恩恵を受けていた期間は残念ながら終わってしまったということは、意識しておいてください（自分で守らなければいけない、ということです）。

◆タバコは骨をもろくし、骨折を治りにくくする

それから、いろいろな病気のリスク因子に挙げられるタバコも、骨粗しょう症を進め、

血管を老化させます。

喫煙が血管を老化させるということは1章ですでに説明しましたが、喫煙によって血流が悪くなると、胃腸の働きも落ちるので、カルシウムの吸収が妨げられます。

また、女性にとっては、タバコはエストロゲンの分泌を抑えてしまう作用もあるため、骨粗しょう症のリスクを高めます。せっかく守り神のエストロゲンが骨と血管を守ってくれようとしても、タバコを吸っていれば、その働きをじゃましてしまうのです。

最近では、タバコを吸う人は骨粗しょう症になりやすいだけではなく、骨折したときに治るまでにより時間がかかることもわかってきました。それは血流の悪さと関係しているのではないかと考えられています。

カルシウム不足、運動不足、女性ホルモン・エストロゲンの減少、喫煙と、骨を老化させる要因と血管を老化させる要因は共通しています。だから、血管ケアに気をつけていれば、運命共同体である骨も自ずと丈夫になり、骨折しにくい体をつくることができます。

タンパク質不足が筋肉の衰え、認知症を招く

要支援になった原因の1位、2位は、関節疾患と高齢による衰弱でした。これらに共通しているのは、筋肉量の低下が招くということです。

筋肉量が低下する原因は、運動不足とタンパク質の摂取不足の2つ。

運動不足が筋肉量の低下を招くこと、筋肉の材料であるタンパク質が足りないと筋肉量が減少することは、どちらも説明するまでもないでしょう。

また、運動と血管の関係についても、すでに説明しました。

では、タンパク質と血管の関係はというと、血管の材料もまたタンパク質なのです。

日本では、戦後しばらくの間、脳出血が非常に多い時期がありました。今でこそ脳卒中のなかでもっとも多いのは脳梗塞で、脳卒中全体の4分の3ほどを占めています。でも、

1950年代前半は脳出血が圧倒的に多く、人口10万人あたりの死亡数を比べると、脳梗塞の20倍以上、30倍近かったのです。

70年代前半までは、脳出血が脳梗塞の数を常に上回っていました。

なぜ、そんなにも脳出血が多かったのでしょうか?

よく言われるのは、塩分の過剰摂取と高血圧の放置です。

塩分を摂りすぎていたし、高血圧があっても治療せずに放置されていた。そのことが脳出血による死亡を増やしていたのも事実ですが、それだけではなく、タンパク質が不足していたことも大きな原因でした。

血管の材料であるタンパク質が不足していたために、血管の壁そのものがもろくなっていたのです。だから、血管が破れるタイプの脳出血が多かったのですね。

いまでも脳血管疾患は日本人の死因の第4位で、毎年30万人もの人が脳卒中を発症しています。そのうちの2割弱が脳出血なので、いまでも多くの人が脳出血を引き起こしていますが、昔に比べると激減した背景には、塩分を控えるようになったこと、血圧にも気を遣うようになったこと、そして、タンパク質を多く摂るようになったことがあったのです。

タンパク質不足が認知症のリスクを増やし、寿命を短くすることもわかっています。

血液中のタンパク質はアルブミンという形に合成されて運ばれるのですが、東京都健康長寿医療センターの研究チームが行った研究によると、正常よりもアルブミンが少ない「低アルブミン血症」の人たちは、そうではない人たちに比べて、長生きできない傾向があり、なおかつ、認知機能が低下するリスクが2倍高かったのです。

ちなみに、この研究では赤血球の数、善玉のHDLコレステロールの値が低い人も、認知機能が低下するリスクが高く、長生きできない傾向があることを指摘しています。

赤血球はタンパク質と鉄分、コレステロールは脂質の状態を示します。だから、**タンパク質、鉄分、脂質が不足していると、長生きできないうえに認知症になりやすくなるということです。**

◆肉は食べるべきか？

ところで、タンパク質と一言でいっても、肉や魚、卵、乳製品のような動物性タンパク質もあれば、大豆製品や豆類などの植物性タンパク質もあります。

年を重ねていくにつれて、あっさりしたものを好むようになり、肉よりも魚、魚よりも豆腐……と、同じタンパク質でもあっさりしたタンパク質のほうを好んで食べている方も多くいるでしょう。

でも、100歳を超えて長生きされている百寿者の方の食生活を調べた研究では、百寿者の方たちは、日本人の平均よりもタンパク質を多く摂っていて（総エネルギー量に占めるタンパク質の割合が大きい）、なおかつ、タンパク質のなかでも肉や魚といった動物性タンパク質の割合が大きいという結果が出ています。

長生きされている方は、肉、魚をしっかり食べているのです。

肉は、メタボにつながるイメージがあるせいか、悪者扱いされがちですが、大切なタンパク源です。とくに栄養が不足しがちなシニアの方にとってはとても大切。タンパク質は筋肉をつくり、血管を丈夫にしてくれます。健康寿命を延ばすためには欠かせません！

認知症も血管の老化がカギ

次に、要介護状態になる原因をおさらいしましょう。

多いのが、①認知症、②脳血管疾患（脳卒中）、③高齢による衰弱——です。

このうち、脳血管疾患はまさに血管の老化が招く病で、1章で書きました。高齢による衰弱についても、先ほど説明したばかりですね。

では、認知症に関してはどうでしょうか。

認知症は、いろいろな原因で脳の細胞が死んだり、働きが悪くなったりしたために、

「物忘れがひどい（記憶障害）」

「時間や場所がわからなくなる（見当識《けんとうしき》障害）」

「使い慣れた道具の使い方がわからなくなるなど、簡単な動作ができなくなる（失行《しっこう》）」

「見えているもの、聞こえているものが何かわからなくなる（失認《しつにん》）」

など、さまざまな障害・症状が出て、日常生活に支障をきたす状態のこと。

認知症の原因となる病気は数多くありますが、なかでもいちばん多いのが、**アルツハイマー型認知症**です。認知症全体の6割ほどを占めています。

次に多いのが**血管性認知症**で、2割ほど。

血管性認知症は、「血管性」とついているように、脳内の血管が詰まったり切れたりすることで、まわりの神経細胞がダメージを受けて、発症する認知症です。つまりは、脳梗塞や脳出血などのあとに引き起こされる認知症なので、**血管を若く保つことが血管性認知症を防ぐ最大のカギです**。

そのほか、レビー小体型認知症、前頭側頭型認知症など、認知症を引き起こす病気はじつは70種類以上もあると言われていますが、ここでは、もっとも多いアルツハイマー型認知症について説明しましょう。

アルツハイマー型認知症は、血管性認知症とは異なり、これまでは血管の老化とは関係ないものと考えられていました。ところが近年、アルツハイマー型認知症も血管と大いに関係があることがわかってきたのです。

◆糖尿病がアルツハイマーを増やす理由

アルツハイマー型認知症と血管の関連で、とくに注目されているのが、血管を老けさせる5大悪のひとつ、糖尿病（高血糖）です。

糖尿病の人は将来認知症になりやすいことは、以前から言われていました。その関連性が色濃くなってきて、**最近では、３大合併症（網膜症、腎症、神経障害）に次ぐ第４の合併症として認知症が挙げられるほどです。**

糖尿病があると認知症になりやすい理由は、いくつかあります。

ひとつは、「インスリンの働きの低下」です。

アルツハイマー型認知症は、アミロイドβ《ベータ》という不要なたんぱく質が脳内にたまり、脳の神経細胞がダメージを受けて脳が萎縮することで引き起こされます。

一方、血糖値を下げるホルモンとしてよく知られるインスリンは、細胞がブドウ糖を取り込むときに手助けしています。血液中のブドウ糖を細胞に取り込ませることで、血糖値を下げているのです。

エネルギー源としてブドウ糖を主に使っている脳内でも、神経細胞がブドウ糖を取り込むときに、インスリンが一役買っています。

ところが、糖尿病でインスリンが不足していたり、インスリンの効きが悪くなったりしていると、脳内でもブドウ糖の取り込みがうまくいかなくなります。

また、インスリンは細胞内にアミロイドβが蓄積するのを防ぐ働きもしているので、インスリンの作用が低下すると脳の細胞内にアミロイドβがたまり、認知症を引き起こすと考えられています。

「かくれ高血糖」も認知症予備群

糖尿病と診断されたことのない人も、安心はできません。

空腹時の血糖値は正常でも、食後に血糖値が急上昇する「かくれ高血糖」(「食後高血糖」とも言います)の人も、1・5倍から5倍、認知症になるリスクが高まります。

かくれ高血糖を生じやすい糖尿病やメタボリックシンドロームの人では、インスリンの働きが低下する「インスリン抵抗性」と、その結果生じる「高インスリン血症」という状態を伴っています。

インスリン抵抗性があると、脂肪細胞から遊離脂肪酸が放出されますが、これはアミロイドβを分解する働きも担うインスリン分解酵素活性を抑制することによって、アルツハイマー型認知症の発症リスクを高めてしまいます。

さらに、高インスリン血症は、炎症性サイトカインと呼ばれるTNF-α《アルファ》を産生します。TNF-αは、脳内のアミロイドβの蓄積を助長することがわかっているのです。

健康診断や人間ドックでは空腹の状態で検査を受けるので、それだけでは食後に血糖値が上がっているかどうかはわかりません（だから、「かくれ」なのです）。

かくれ高血糖は、ふだんは気づきにくいのですが、日本人の3人に1人がもっていると言われています。

◆かくれ高血糖があるか、調べる方法

かくれ高血糖かどうかを調べるには、あえて食後のタイミングで血糖値を測ること。それが、いちばん手っ取り早くて確実な方法です。

自己血糖測定器を薬局などで購入して自宅で測定することもできますが、測定器は1、2万円するので、わざわざ購入するのはちょっとハードルが高いでしょう。

おすすめは、「ゆびさきセルフ測定室」を活用することです。

最近、血糖値やHbA1c（ヘモグロビンエーワンシー）、中性脂肪値、コレステロール値などを調べることができるスペースを設けた薬局やドラッグストアが増えていることをご存知ですか？

それが、ゆびさきセルフ測定室（正式には検体測定室）です。使い捨てタイプの採血キットで指先にピッと穿刺《せんし》して、ほんのちょっと血液を採取し、スタッフに渡すと、その場ですぐに分析してくれて、10分程度で結果がわかります。血液をピッと出すのは自分で行わなければいけませんが、薬剤師さんがカウンター越しに見守っていてくれるので、自宅で一人で行うよりは安心でしょう。

費用も、５００〜１０００円程度とリーズナブルです。

どの薬局、ドラッグストアにもあるわけではありませんが、いま、ゆびさきセルフ測定室は全国に１７００か所以上に増えています。近くの薬局やドラッグストアにあれば、ぜひご活用ください。

ただ、場所によって測定できる項目が異なるので、血糖値が測定できることを確認しましょう。血糖関連ではＨｂＡ１ｃの測定のみというところもあります。

◆糖尿病の人は高速で〝認知症の崖〟に近づいている

かくれ高血糖も含め、高血糖状態が続くことは認知症の原因になります。

糖尿病は自覚症状がほとんど出ないため、治療もせずにほったらかしにされがちです。でも、糖尿病・かくれ高血糖を防ぐことは、血管のアンチエイジングになるのはもちろん、アルツハイマー型認知症の予防にもつながります。

そう知ると、お饅頭を食べる手が止まりませんか？

ひとつ饅頭を食べると、他の人よりも早く〝認知症の崖〟に近づいていくわけです。

みんなが1歩ずつ近づいているなかで、自分だけが2歩ずつ、または5歩ずつ近づいていくことを想像したら……、どうでしょうか？

あるいは、タバコのパッケージと同じように、お饅頭やお菓子のパッケージに「このお菓子を食べすぎると認知症になるリスクが高まります」と記載されていたら、食べますか？

食べませんよね。

「糖尿病になるよ」と言われても、食欲のほうが勝ってしまうかもしれませんが、「認知症になるよ」と言われたら、ちょっと躊躇するでしょう。

今度から、砂糖たっぷりのお饅頭やお菓子を見たら、〝認知症の崖〟に高速で近づいていく自分をイメージしてください。

「かくれ心不全」にも要注意！

要支援、要介護に至る原因のトップ3には入っていませんが、もうひとつ付け加えておきたいのが、**心不全**です。ここまでに説明してきた病気・障害の次に多いのが、心臓病なのです。

1章では突然死の原因でいちばん多いのが心臓病だと紹介しましたが、心臓の働きが低下して全身に十分な血液を送ることができなくなる「心不全」は、急に強い症状が出て突然死につながることもある一方、症状がじわじわじわと慢性的に現れる場合もあります。

急性の心不全はハッキリと強い痛みを伴うのでさすがに気づかないことはありませんが、慢性の心不全の場合は、じわじわと進み、症状がはっきりしない分、見過ごされやすい。そのため、**「かくれ心不全」**と呼ばれることもあります。

・ちょっとした坂で息切れする

・夜間のトイレが増えた
・足がむくむ（指で数秒押すと、指を離しても凹んだまま元に戻らない）

これら3つに心当たりのある人は、気づかないうちに心臓の働きが衰えているかもしれません。

心臓のポンプ機能が低下すると、血液が心臓に戻りにくくなり、血流が滞ります。停滞した血液中の水分が血管から肺にしみ出せば、ちょっとしたことで息切れするようになり、余分な水分が重力によって下へ下へとたまっていけば足がむくむようになる。そして、夜間、横になって重力から解放されると、足にたまっていた水分が心臓へと戻り、やがて腎臓のほうに流れていくので、寝ている間にトイレに行きたくなるのです。

どれもよくある症状なので、「年のせいかな」「太ったせいかな」などと見過ごされやすいのですが、じつは「かくれ心不全」だったということはよくあります。なおかつ、心不全は、疲れやすくなったり寝つきが悪くなったりするために、生活の質をぐっと下げます。

突然死も含めた死亡を遠ざけるためにも、要支援や要介護状態に陥ることを避けるためにも、じわじわと心不全を進めないよう、血管ケアに努めましょう！

がんも血管ケアが重要だった!

ここまで、ピンネンコロリの「ネン」の部分——要支援と要介護——の原因を見てきました。ピンネンコロリの人生につながる原因には、関節疾患、高齢による衰弱、骨折・転倒、認知症、脳血管疾患、心不全……といろいろありますが、どれも血管とのかかわりが深いということ、わかっていただけたでしょうか。

だから、**あれもこれもいろいろな予防法に取り組む必要はなく、じつは解決策は共通していて、血管力を高めればいいのです。**

さて、この章の最後に、「コロリ」のほうの原因と対策も押さえておきましょう。

長年死因の第1位を占めている「がん」の話を、まだしていませんでした。

2人に1人ががんになると言われるほどですから、「がんは避けられないもの」というイメージを持っている方もいるでしょう。ましてや、親や兄弟など、身近にがんを患った人がいる場合は、なおさら「いずれは自分も……」と心配になるかもしれません。「がん家系」という言葉もよく耳にします。

でも、本当に避けられないがん、つまりは遺伝性のがんは全体の5％しかありません。残りの95％は、避けられるがん。

その正体は、なんらかの良くない生活習慣によって引き起こされる生活習慣病です。

いやいや、そんなことはないでしょう——。そう思う方もいるかもしれません。

たしかに、がん家系という言葉に頷《うなず》いてしまうほど、がんになる人が多い家族はあります。みなさんのまわりにも心当たりがあるのではないでしょうか。そのことを医学的には「家族集積性のがん」または「家族性のがん」と言います。

これは、遺伝が原因ではありません。同じ家で生まれ育ったために、同じ生活習慣をもっていることが原因です。つまり、生まれ持った定めでは決してなく、後天的に身につけたものです。

たとえば、生活習慣の変化によって近年男女ともに増えてきた、大腸がんを例に挙げましょう。

胃がん、肺がん、乳がんなど、いろいろながんがあるなかで、新たにがんと診断された人の数（罹患数）がもっとも多いのが大腸がんです。死亡数も、肺がんに次いで2番目に多く、女性に限ってはいちばん死亡数の多いがんが、大腸がんです。

大腸がんの場合も、遺伝性のものはたった5％ほどで、残りの95％は生活習慣病。そして、生活習慣病としての大腸がんのなかには家族性のものも含まれていて、大腸がん全体の25％ほどと言われています。この25％は、大腸がんになりやすい生活習慣を家族で共有してしまったというケースです。

◆血管を老けさせる生活は、がんも増やす

では、大腸がんになりやすい生活習慣とはどういうものでしょうか？

・赤身の肉や加工肉の食べすぎ
・運動不足

・飲酒
・喫煙
・肥満

これら5つが大腸がんのリスクを上げることは、医学界においては、すでに常識となっています。

まず、赤身肉とは、牛・豚・羊などの肉のこと、加工肉はベーコンやハム、ソーセージなどのことです。赤身肉や加工肉の摂りすぎは、大腸がんだけではなく、血管病である心臓病のリスクを高めることもわかっています。

ただし、タンパク質をしっかり摂ることはすでに説明したとおり、とても大事なことです。**あくまでも「食べすぎ」がいけません。**

赤身肉、加工肉を毎日80グラム以上食べているようなら、見直しましょう。

調理が手軽な加工肉よりも生鮮肉を。そして、生鮮肉にしても、豚肉や牛肉ばかりではなく、鶏肉も選び、「昨日はお肉だったから、今日は魚にしよう」などと肉と魚を交互に食べることを意識すると、赤身肉・加工肉を食べすぎることはありません。

残りの4つ、運動不足、飲酒、喫煙、肥満についても、どれも血管を老けさせる要因です。運動不足、喫煙、肥満がいかに血管に悪いかはすでに説明しましたね。

お酒に関しては、案の定という感じだと思いますが、「適度に」が血管にとっても、大腸がんを防ぐうえでも大事です。

男性であれば、ビールで中瓶1本程度、日本酒は1合、焼酎は半合弱、ワインはグラス2杯ほどが、1日の適量です。女性は、総じて男性よりもアルコール代謝能力が低く、体内の水分量が少ないために血中のアルコール濃度が高くなりやすいので、男性の適量の半分を目安にしてください。

◆大腸がんはヨーグルトや便通改善だけでは防げない

こうして見ていくと、大腸がんのリスクを高める生活習慣と、血管を老けさせる生活習慣は、ほぼ同じ。だから、血管を若く保つ生活を意識していれば、自ずと大腸がん（というより、がん全般）の予防にもつながります。

大腸がんは大腸にできるがんなので、「毎日ヨーグルトを食べて腸内環境を良くすれば防げるのでは？」「便通を良くすればいいのでは？」などと考える人もいるかもしれません。**もちろん、腸内環境も便通改善も大事です。でも、それだけでは防げません。**

大腸がんを予防する最善策は、血管力をアップする生活習慣を行うこと。

それは、大腸がんのリスクを上げる生活習慣と血管を老けさせる生活習慣が共通していることも理由ですが、もうひとつ、忘れてはいけないのが、**腸という臓器に酸素と栄養を送り届けて養っているのも、やっぱり血管だからです。**

さて、ピンコロリ（突然死）、ピンネンコロリ（要介護、寝たきり）を防ぐにも、そもそもコロリ（死亡）を遠ざけるためにも、男女問わず血管力を高めることが大事だということ、おわかりいただけたでしょうか。

次の章では、ここまでに出てきていない意外な病気も、じつは血管と深いかかわりがあるということをお伝えします。

3章

あの病気も血管ケアで防げる・改善できる！

【肺炎・COPD】
「かくれCOPD」にも要注意

肺炎も、死亡原因となることの多い病気です。最新の統計（2018年）では、がん、心臓病、老衰、脳血管疾患に次いで第5位ですが、数年前にはトップ3に入っていることもありました。

ちなみに、なぜ順位が下がったのかと言うと、じつは統計の取り方が変わり、2017年から誤嚥性《ごえんせい》肺炎が別枠になったからです。2018年の統計でも、肺炎と誤嚥性肺炎の死亡数を足すと、がん、心臓病に次いでトップ3に躍り出ます。つまりは、いまでも多くの人が、誤嚥性肺炎も含めた肺炎で亡くなっているということです。

肺の病気といえば、COPD（慢性閉塞性《へいそくせい》肺疾患）も多い。

肺のなかの気管支に炎症が起こり、気管支が狭くなることで空気の流れが悪くなったり、気管支の先にある肺胞《はいほう》が壊れてしまったりする病気です。以前は、慢性気管支炎や肺気腫《はいきしゅ》と呼ばれていた病気の総称が、COPDです。

「慢性」と病名についているとおり、ゆっくり、数年から数十年かけてじわじわ進行していきます。そのため、本人が気づいていない「かくれCOPD」も多く、国内の研究では40歳以上の8・6％、530万人にCOPDがあると推定されている一方で、病院でCOPDと診断された人は26万人ほどしかいません。

その差、500万人近くは、「かくれCOPD」なのです。


こうした肺の病気を予防・改善するポイントは、禁煙と運動。どちらも血管ケアの基本中の基本です。また、肥満や猫背は肺を圧迫するので、肥満解消と姿勢改善も肺の病気の予防になります。これも、血管ケアに通じます。


私のクリニックにいらした、70代のある患者さんは、ほとんど歩かない生活をしていたところ、メタボになって、さらにCOPDになってしまい、高濃度の酸素を鼻から吸入する在宅酸素療法を受けることになりました。

「酸素を吸いながらでも、とにかく運動が大事ですよ」とお伝えして、散歩を日課にしてもらったところ、5年経った今ではすっかりメタボが解消され、当時よりもずっと元気になりました。

ＣＯＰＤによってダメージを受けた肺は、現在の医学では元に戻すことはできません。そのため酸素機器は手放せませんが、毎日自分の足で1時間近く歩き続けたことで、体力と筋力が増え、息切れがだいぶ改善されたのです。

息切れが楽になると、ますます体を動かそうという気になりますし、食欲も増します。お話をうかがっていると、5年前よりもはるかに生活を楽しんでいらっしゃることがうかがえます。

そしてもうひとつ、おまけがついてきました。肺のために歩いていたら、血管年齢まで若返ったのです。

ということは、血管事故からも遠ざかり、がんや認知症からも遠ざかったはずです。

この患者さんの場合は、ＣＯＰＤという肺の病気を改善するために行ったことが血管も若返らせたという話でしたが、その逆のパターンもあります。

血管ケアをがんばれば、肺の病気の予防・改善にもつながる。

日本人全体の喫煙率はだんだん低下していますが、若い頃にタバコを当たり前のように吸っていた世代がだんだん高齢化し、ＣＯＰＤをはじめとした肺の病気は増えています。

・頻繁に息切れを感じる
・咳《せき》をしたときに、粘液や痰などが出ることがある（風邪、感染症のときは除いて）
・以前よりも外に出かける機会が減った
・これまでの人生で、少なくともタバコを１００本は吸っている

当てはまる項目が多いほど、ＣＯＰＤの可能性大。

一旦ダメージを受けた肺は元には戻らないからこそ、早期発見と早期治療・ケアが肝心です。思い当たる方は、まずは禁煙を。そして、体を動かし、体力・筋力をつけて息切れしない体をつくりましょう。

【狭心症】

ただの肩こりと思ったら……

「肩がこるんですけど」と訴えて来院された患者さんが、じつは狭心症だった――ということがたまにあります。

狭心症は、心臓に血液を送る冠動脈が狭くなる病気です。心臓の筋肉が酸素不足に陥るので、通常は胸のあたりの痛みとして症状が現れます。締め付けられるような胸の痛みが、狭心症の典型的な症状です。

ところが、胸（心臓）が痛んだり苦しくなったりするのではなく、まったく別の場所に痛みが現れることがあります。

その一つが、肩こり・痛みなのです。

これは、「関連痛《かんれんつう》」と言われるもの。言ってみれば、脳の勘違いです。

痛みなどの感覚は、その痛みが生じた場所から神経を伝って脳に届けられます。その感覚情報を伝える神経は、脊髄《せきずい》のところで束になって脳につながっているのですが、心臓の痛みを伝える神経と左腕や左肩の痛みを伝える神経は近いところを走っているので、心臓からきた信号を、「肩から来たのかな」などと、脳が勘違いしてしまうことがあるのです。

肩こりというよくある症状のなかに狭心症がかくれているとなると、「まさか、私の肩こりも……」と心配になる方は多いでしょう。ただ、狭心症による肩こりと、普通の肩こりは現れ方がちょっと違います。

普通の肩こりは、ずっと慢性的に肩がこっていて、肩を動かしたり、自分で揉んでみたりすると楽になりますよね。

ところが、**狭心症からくる肩こりは、急に症状が現れて、数分か10分間程度続いてスッとなくなります。それでいて、肩を動かしても揉んでも楽になりません。**

- 動かしても揉んでも楽にならない肩こりが、パッと出てはスッと消える
- 肩こりがあるときに歩こうとすると、しんどい
- 冷や汗をかく

こうした〝肩こり〟は、かくれ狭心症かもしれません。早めに医療機関で検査を受けることをおすすめします。

そのほか狭心症の関連痛が起きやすい場所は、奥歯、腕、胃など。とくに左側が多いです。

奥歯が痛い、腕が痛い、胃がむかむかするといった症状も、脳の勘違いで、本当は心臓から信号が来ていることもあるのです。

こうした痛みがパッと出てはスッと引く、痛みがあるときに歩こうとすると胸が苦しくなる。それは狭心症の発作かもしれません。とくにメタボリックシンドロームや脂質異常症、高血圧、糖尿病などの生活習慣病の人や喫煙者は、要注意です。

【脂肪肝】
メタボな生活習慣が怖い肝臓病を引き起こす

肝臓は、「沈黙の臓器」という異名を持つほど、悪くなっても症状が表れにくい臓器です。なぜなら、肝臓は、生きていくのに必要な機能の3、4倍をもっていると言われるほど余力が大きいので、かなり悪くなるまでなんとか持ちこたえてしまうから。

しかも、肝臓には痛みを感じる神経がありません。

肝臓の病気で、最近、注目されているのが、**「非アルコール性脂肪肝炎（NASH）」**という病気です。

肝臓と言えば、酒飲みの病気、あるいはB型肝炎ウイルスやC型肝炎ウイルスといった肝炎ウイルスによる病気というイメージが強いですが、じつは、お酒も飲まず、肝炎ウイルスにも感染していないのに肝臓を悪くする人が増えています。

お酒をほとんど飲まないのに脂肪肝になり、そこから肝硬変、肝臓がんへと進んでいく。

それが、非アルコール性脂肪肝炎です。

非アルコール性脂肪肝炎の多くは肥満（内臓脂肪）、糖尿病、脂質異常症、高血圧などを伴っていて、メタボリックシンドロームの肝臓病と考えられています。

こうした生活習慣病があると、インスリン抵抗性といって、インスリンが効きにくい体になりやすい。食事で糖質を摂って、すい臓がインスリンを分泌しても、インスリンの効きが悪く、なかなか糖が細胞のなかに入っていかないため、血液中に余分な糖が残ってしまいます。その行き場を失った糖が、中性脂肪として肝臓に蓄えられてしまうのです。

そうして、脂肪肝ができあがってしまう。

じつは、糖尿病の患者さんのおよそ8人に1人が、肝臓がんや肝硬変で亡くなっています。それだけ、密接な関係があるということでしょう。

それにしても、肥満、糖尿病、脂質異常症、高血圧、そしてメタボリックシンドロームというのは、そっくりそのまま血管を老けさせる要因ですよね。だから、非アルコール性肝炎の予防も、血管ケアと同じなんです。

◆やせているのに脂肪肝が隠れている？

肝臓のなかに中性脂肪がたまった状態が、脂肪肝です。

ということは、脂肪肝になる人はかなり太った人でしょう？　そう思うかもしれません。

ところが、そうとは限らないのです。

脂肪は、通常、脂肪細胞のなかにたまります。皮膚の下に集まっている脂肪細胞が皮下脂肪、お腹のまわりに集まっている脂肪細胞が内臓脂肪です。脂肪はこれらのなかにたまっていくのが普通ですが、これらに収まりきらなくなると、行き場を失った脂肪が本来はつくはずのない場所に居座るようになります。

これを、**異所性脂肪**と言います。脂肪肝も、そのひとつ。

そんなにメタボ体型ではないけれど、メタボになるような食生活をしている人、運動不足の人、昔はやせていて大人になってから太った人は、とくに要注意。

もともとお腹まわりに脂肪がたまりにくい人ほど、異所性脂肪としてたまりやすいのです。メタボにつながる食習慣や運動不足の生活を見直しましょう！

【心不全】

「かくれ肥満」が引き起こす

脂肪肝は、脂肪が本来つくべき場所ではないところにつく異所性脂肪のひとつだと、先ほど紹介しました。

この異所性脂肪、肝臓に居座って脂肪肝から肝硬変、肝臓がん……と進行していくのもとても怖いのですが、もっと怖いことに、心臓のまわりや心筋細胞のなかに居座ることもあるのです。

しかも、ただ居座るだけではなく、心臓に血液を送る冠動脈に細い血管を伸ばします。

一方で、「余計なヤツがいるぞ！」と気づいた体の免疫システムが、良かれと思って、毒素を出して、心臓まわりに居座っている脂肪を溶かそうとするのですが、その毒素が、異所性脂肪が伸ばした細い血管を伝って冠動脈へと送り込まれてしまい、結果的には冠動脈の老化を進めてしまう。

そうすると、狭心症や心筋梗塞を引き起こす要因になります。

そもそも、心臓のまわりに余計な脂肪がつくことで、心臓の機能が落ちて心不全に陥ることもあります。


肥満（内臓脂肪）は、高血糖や高血圧、動脈硬化の原因となり、その結果、心筋梗塞や心不全といった怖い病気につながることはよく知られていますが、脂肪が心臓にまとわりつくことで、もっと直接的にこうした怖い病気を引き起こすこともあるのです。


「食べても太らない体質だから」と、好きなものを好きなだけ食べている方。

若い頃よりも太ったけれど、メタボと言われるほどではないと安心している方。

もしかしたら、肝臓や心臓など、ついてはいけないところに異所性脂肪がついている「かくれ肥満」かもしれません。

【頭痛・手のしびれ】
体を動かすだけでカンタン解決！

頭痛もちの人は多いですよね。国民の4人に1人が頭痛に悩んでいると言われます。脳腫瘍や脳卒中などこわい頭痛もありますが、これらは非常にまれ。大半の頭痛は、緊張型頭痛です。

緊張型頭痛は、頭全体がぐーっと締め付けられるような痛み。

原因は、頭のまわりや首の後ろから肩にかけての筋肉がこり固まって、血流が悪くなっていることとです。血流が悪いために、筋肉に疲労物質がたまり、神経を刺激して痛みを引き起こすのです。

だから、そのコリをほぐしてあげれば、頭痛は良くなります。

「コリをほぐす」と聞けば、マッサージを思い浮かべる人は多いと思いますが、他人にやってもらうマッサージは、かえって筋肉を挫滅させてしまうことがあるので、私はおすすめできません。**それよりも、効果的なのは自分で体を動かすこと。**

5章で紹介している**「脱ET《イーティー》体操」**を、自信をもっておすすめします。クリニックの患者さんにも、筋肉のコリからくる頭痛だなと判断したら、この体操を教えます。その場でやってもらうと、「あれ？　痛みが和らぎました！」と喜ばれることがとても多いのです。

逆にいちばんやってほしくないのは、頭痛薬（鎮痛剤）を飲み続けること。鎮痛剤を常備して、手放せなくなっている人、結構多いですよね。

でも、頻繁に痛み止めを飲んでいると、中枢神経が痛みに敏感になり、普通なら痛みと感じない刺激まで「痛い！」と感じてしまうようになります。そうすると、頭痛の頻度が増えて、薬も増えて、さらなる頭痛を引き起こす……と悪循環に。

こうした薬物乱用性の頭痛は、鎮痛剤を1か月に10〜15日以上、3か月以上にわたって服用するとなりやすいと言われています。

また、首のコリと言えば、手のしびれがあるときに脳梗塞などの怖い病気を疑う方も少なくありませんが、それよりも首のコリに原因があることのほうが多いです。

体を動かせば解決する頭痛、しびれは多いので、まずは「脱ET体操」をしましょう！

【頻尿・尿漏れ】

筋肉の衰えで尿道もゆるむ

頻尿や尿漏れといった悩みは人に相談しにくい一方、生活の質にも直結するので、かなり悩ましい問題ですよね。外出がおっくうになったり、友人からの誘いを躊躇してしまったりすることもあるかもしれません。

寝ている間にトイレに行きたくなるという夜間頻尿の裏に、じつは心不全が隠れていることがあると2章で紹介しました。冠動脈の老化による心臓の働きの衰えが、頻尿という形で現れることもあるのです。

こうした病気によるものは別として、頻尿・尿漏れのいちばんの予防法は、筋力をつけることです。

ちょっと重いものをもったり、走ったり、あるいは笑ったりくしゃみをしたりしただけで漏れてしまった――。そんな経験をもつ人は少なくありません。

なぜほんのちょっとお腹に力が入っただけで漏れてしまうのかと言うと、**骨盤底筋や尿道括約筋などの下腹部の筋肉が緩んだり衰えたりしているからです。**

また、メタボの人も尿漏れを起こしやすい。それは、**お腹まわりに脂肪がついていると、排尿をコントロールする骨盤底筋に負担がかかり、緩みやすいからです。**

頻尿・尿漏れといった悩みがあると、「出先で急にトイレに行きたくなったらどうしよう」「運動中に漏れたらどうしよう」などと心配になって、出歩かなくなったり、運動をしなくなったりする人もいますが、それはいちばん良くありません。

タンパク質をしっかり食べて、5章で紹介する体操を毎日やって、お腹まわりの脂肪を減らして筋肉量を増やしましょう。頻尿・尿漏れ対策も、やっぱり血管ケアと同じなのです。

ちなみに、紹介する体操は、家のなかでできるものばかりなので、尿漏れ・トイレ問題も心配ありません。

【むくみ】
普段の習慣に原因あり

なぜだか最近、やけに顔がむくむ。

全身がむくんでいて、なかなか引かない。

毎日足がむくんで、靴下のあとがくっきり残る。

……若い人からお年寄りまで、年代問わず、多い悩みのひとつがむくみです。

むくみとは、血管内やリンパ管内の水分がしみ出して、うまく回収されないまま、細胞の間に余分な水分がたまった状態のこと。

むくみを引き起こす病気には、次のようにいろいろなものがあります。

- 心不全……心臓のポンプ機能が低下して、全身に送り届けた血液が十分に戻ってこない
- 腎不全……腎臓の働きが低下して、水分を尿として排出できない
- 肝硬変……血液の浸透圧を調整しているアルブミンが肝臓内でつくられにくくなる

・**甲状腺疾患**……甲状腺の機能が低下すると、全身の代謝が悪くなる
・**ネフローゼ症候群**……腎臓からアルブミンが漏れ出てしまう

このように病気が原因のむくみもありますが、**私がクリニックで患者さんを診ているなかでいちばん多いむくみの原因は、間食です。**

先日も、「数年前から体全体がむくむんです」とおっしゃって来院された方がいました。いくつかの病院を渡り歩いたそうで、心臓も腎臓も肝臓も甲状腺もすべて問題がないことがすでにわかっていたので、食生活についてたずねてみたところ、「食事にはすごく気をつけています。塩分も控えています」と。

そこで、「間食はどうですか？　甘いものはお好きですか？」とうかがうと、案の定！　甘いものに目がなく、お菓子やケーキが大好きとのことでした。

食事で塩分を控えても、毎日の間食を続けていたら意味がありません。おやつに食べるものといったら、甘い系かしょっぱい系ですよね。どちらも、食べていると何か飲みたくなりますよね？

塩分も糖質も、のどの渇きを呼ぶのです。そのため、水分摂取が過剰になって、取りす

ぎた塩分とともに体内に水分をため込んでしまう。
この場合、間食さえやめれば、飲水量も減り、やがてすみやかにむくみはおさまります。前述の患者さんも、間食を控えてもらったら、すぐにむくみは引いて、肌の色も健康的になりました。

もうひとつのむくみの原因は、運動不足です。

立ちっぱなし、座りっぱなしでじっと動かないでいると、第2の心臓と呼ばれるふくらはぎの筋肉が働かず、血液を心臓に押し上げる力が弱まるので、重力で血液が下のほうにたまり、足がむくみやすいのです。

仕事柄、どうしても座りっぱなし、立ちっぱなしになってしまうという人は、ぜひ5章で紹介する体操を仕事の合間にしてください。

間食、水分の過剰摂取、運動不足。この3つが、典型的なむくみの原因です。

◆むくみの原因となる「下肢《かし》静脈瘤《じょうみゃくりゅう》」

静脈の血管内には、血液の逆流を防いでくれている静脈弁があります。ところがこの弁は、加齢や出産、立ち仕事であまり歩かないような生活習慣などが原因となって、壊れてしまうことがあります。一度壊れた弁は、自然には元に戻りません。

そして静脈弁が壊れると、血液が逆流したり滞ったりして、血管がコブ状に浮き出てきたり、クモの巣状に透けて見えるようになったりします。「下肢静脈瘤」という病気です。

〔静脈〕

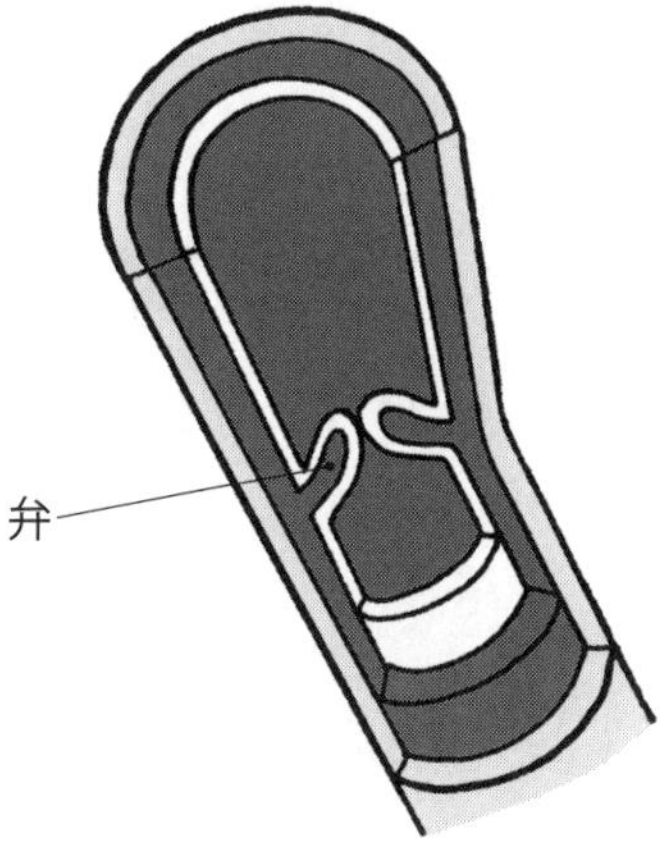

この病気は、女性に多く発症しますが、男性にも少なくはありません。

下肢静脈瘤は見た目にも目立つ上、むくみやだるさといった不快な症状を伴います。

予防・改善のカギは、何より血流を良くすること。

間食を控え、体を動かして足の筋力を増やし、血流を良くして、むくみとサヨナラしましょう！

【冷え】

冷えは攻めて治そう！

冷えの悩みもよく耳にします。

体温は低くないのに手足が妙に冷えるとか、もともと冷え性だったのが年齢を重ねてひどくなってきたとか――。

そうした冷えの悩みを訴える患者さんには、「攻めて治しましょう！」と伝えています。

「攻めて」とはどういうことかと言えば、体を動かして〝温水暖房状態〟をつくるということです。

温水暖房は、温かい水を循環させて部屋全体を温める仕組みですよね。それと同じように、体を動かすことで、筋肉で熱をつくるとともに血管をしなやかに開き、温かい血液を手足の先まで巡らせるのです。

5章で紹介する「**ゾンビ体操**」は、攻めの冷え対策にぴったり。**その場でほんの3分、ゾンビ体操をするだけで、ぽかぽかと手足が温まるのを実感できます。**

冷え性対策と言えば、靴下を重ねて履いたり、湯たんぽを当てたりと、体の表面から温めようとしがちですが、それでは一時的な効果しか得られません。外側から温められた体表の血管が開くことで、一時的には手足が温まりますが、体表からどんどん熱が逃げていくので、体内はますます冷えていくのです。

これでは、重ね履きをしている足、湯たんぽをもっている手は一時的に温められても、冷えやすい体質は一向に変わりません。

冷え性を克服するには、体内に温水暖房システムをもつこと。

もともと冷え性の人が、加齢とともに筋肉量を減らしてしまうと、ますます冷えやすくなります。体を動かす習慣を身につけましょう！

もうひとつ付け加えると、攻めというより守りですが、甘いものを控えることも大切です。**東洋医学では、甘いものは体を冷やすと言われています。**

ランチを、パンとバナナとジュースなどで済ませていませんか？

甘いものばかりの食事では、筋肉をつくるタンパク質が不足し、体はさらに冷えやすくなります。

【便秘】
出ない理由は、2つの不足

排便回数が少ない、出てもすっきりしないという、便秘。

必ずしも毎日排便がある必要はなく、2、3日に1度でもスッキリと出るのなら便秘とは言いません。逆に、毎日排便があっても、量が少なかったり、お腹のはりがとれなかったり、便が硬くてなかなか出てこなかったりするのなら、それは便秘です。

便秘は血管を老けさせるもとである一方、血管力を高める生活をすることが便秘解消にも役立ちます。

まず、便秘はなぜ血管を老けさせるのでしょうか?

便秘で出るべきものが出ないと、腸内では便が腐敗して悪玉菌が増え、悪玉菌がうみだす有害物質やガスが増えます。それらは、腸から血管へと移り、血管を傷つけるのです。

また、血管事故が起こりやすい場所のひとつが、トイレ。とくに寒い冬場のトイレは、危険地帯です。寒さで血管が収縮し、血圧が上がりやすくなっているところに、便秘がちな人がいきむと、一気に血圧が上がりやすいのです。

では、便秘を改善するには何が大事でしょう?

それは、体を動かして腸をほどよく刺激すること。運動不足だと、腸のぜんどう運動もスムーズに起こらなくなり、便秘になります。

ただし、あまり激しい運動は、逆効果に。腸のぜんどう運動が働くのは、自律神経が副交感神経優位になっているときです。だから、リラックスしつつ、体を動かすことがポイントです。

日によって寒暖の差が大きい季節の変わり目や、ストレスがたまっているときには自律神経が乱れ、腸もお疲れモードになって、とくに便秘や下痢といったトラブルが起こりやすいもの。そういうときこそ、先手を打ってほどよく体を動かしましょう（**便秘解消にもおすすめなのがゾンビ体操です**）。

◆便秘と血管に効く食物繊維の摂り方

便秘解消のために、食生活で大切なのは食物繊維です。とくに水溶性食物繊維を意識的に摂りましょう。

食物繊維には、水に溶けない不溶性食物繊維と、水に溶けるタイプの水溶性食物繊維があります。不溶性食物繊維は便のかさ増しに役立ちますが、便秘が続いているとき不溶性食物繊維を摂りすぎると、すでに詰まっているところに新たな固形物を送り込んで、さらに詰まらせてしまうことも。

一方で、水溶性食物繊維は、水に溶けてゲル状になり、便をやわらかくして、便が腸内を通過するのを助けてくれます。

便秘のときには水溶性食物繊維を多めに、と覚えておきましょう。

水溶性食物繊維が豊富な食べ物は、おくらや山芋、なめこ、納豆などのネバネバ食品、コンブやワカメなどの海藻類、玉ねぎ、にんにく、ごぼう、アボカド、芽キャベツなどの

野菜、キウイやりんご、みかんなどの熟した果物、ドライイチジクなど。

便秘解消のカギを握る運動と、水溶性食物繊維は、血管の老化予防にも役立ちます。

とくにキウイは便秘対策として米国のガイドラインで推奨されています。そして日本においては、動脈硬化性疾患予防ガイドラインで動脈硬化性疾患の予防のために役立つ食品としても紹介されていますので、便秘と血管に良い食べものといえます。

詳しくは4章で書きますが、**食事の最初に水溶性食物繊維をたっぷり含んだものを食べると、胃腸でネバネバした物質に変化して、糖質やコレステロールの吸収をじゃましてくれます。そのため、食後高血糖や脂質異常症を防ぎ、血管の老化予防につながるのです。**

また、水溶性食物繊維を摂ると、満腹感が維持されて間食が減るという研究結果も出ているので、ダイエットの心強い味方でもあります。

運動と食物繊維で、便秘と高血糖、脂質異常症、肥満を撃退しましょう！

【睡眠障害】

「寝つきが悪い」「早朝に目覚める」という方へ

寝つきが悪い、夜中に目覚める、朝早くに目が覚めてしまう……など、眠りに関する悩みを抱えている人は多いでしょう。最近では、「睡眠負債《ふさい》」という言葉が注目され、「睡眠時間が足りない！」「もっと寝なきゃ！」と、ますます睡眠に対する焦りを抱える人が増えているように感じます。

ちなみに、睡眠負債という言葉を初めて聞く人のために簡単に説明すると、日々のわずかな睡眠不足が借金のように少しずつ積み重なり、心身に悪影響を及ぼし、自分でも気づかないうちに日々の生活の質を下げている――というものです。

睡眠負債という観点からは、1日6時間程度眠っていても、じつは足りていないと言われます。

でも、私はあまり神経質にならないほうがいい、と思っています。

たしかに7、8時間の睡眠をとれるなら理想的ですが、そう理想どおりにはいきません。患者さんのお話を聞いていても、みなさん何かとお忙しいもの。1日24時間のうち8時間も睡眠にあてたら生活がまわらない……という人は多いでしょう。

だから、現実的な落としどころを見つけることが大切です。

落としどころを考えるうえで、ひとつの判断材料となるのは、「日中に十分なパフォーマンスが保てているか」。

夜中に目が覚めようと、寝つくのに少し時間がかかろうと、明け方に目が覚めてしまおうと、たとえば日中に15分の昼寝をすることでパフォーマンスを保てるなら、その生活でまったく問題はありません。

日本人は睡眠時間が短いと言われますが、それで超長寿国なのですから、じつは十分なのではないでしょうか。

ただし、だいたい5時間以上は睡眠をとっていただきたいです。**5時間未満になると血圧が上がり、4時間未満になると血管事故が増えることがわかっています。**

血管のことを考えると、5時間が目安です。私も、睡眠時間が短い時期もありましたが、最近は少なくとも5時間は寝るようにしています。

どうしても翌朝までに終わらせなければいけない仕事があるなど、5時間の睡眠を確保できないときには、終わらせてから寝るのではなく、その仕事にかかる時間を逆算して早起きするようにしています。

以前であれば、終わらせてから寝る派だったので、深夜の3時、4時まで仕事をすることもありました。でも、そこから寝ようとすると、仕事で交感神経が高まっていてすぐには眠れませんし、眠りが浅くなりがちです。

だから、今は、眠気に任せて1時を過ぎたらもう寝てしまうようにしています。そして、5時くらいにパッと起きて、仕事を片づけるのです。そういう日には、昼間に30分以内の仮眠もとっています。

◆睡眠薬が要介護の原因に？

睡眠負債というキャッチーな言葉が刺さり、「7、8時間寝なければいけない」と思い込んでしまった人は多いかもしれませんが、だいたい5時間以上寝ていて、日中のパフォーマンスに問題がなければ、合格と考えましょう。

それに、適切な睡眠時間には個人差があり、年齢を重ねるにつれて睡眠時間は短くなるもの。「若い頃よりも眠れなくなった」というのは、ごく自然なことです。

日本人はまじめな方が多いので、「6時間睡眠では睡眠負債がたまる」と言われれば、「もっと寝なければ」「早く寝なければ」とつい思ってしまいますが、そのプレッシャーがかえって寝つきを悪くすることもあります。

「眠れない」と訴える人に限って、睡眠に神経質になりすぎていることも多いのです。

ましてや、「7、8時間寝なければいけない」という考えにとらわれて睡眠薬に頼るのは、とても残念な行動です。**睡眠薬は、転倒・（ベッドからの）転落の原因となります。**

とくに代謝機能が低下している高齢者の場合、薬の血中濃度が高く、作用時間が長くなりやすいので、朝方まで薬の効果が残ってしまい、ベッドから起きて立ち上がろうとしたらふらついて転んだ……という事故が起こりやすい。

高齢者の場合は、寝つけないときに使われるような超短時間型の睡眠薬（2～4時間で薬の血中濃度が半分になるようなもの）であっても、作用時間が一般の人の5倍にもなる、との報告もあります。

転倒・転落で骨折すれば、要支援や要介護の原因になり、ピンネンコロリの人生につながりかねないということは、2章で説明したとおりです。

「寝つきが悪い」「途中で目が覚める」「早朝に起きてしまう」といった理由で睡眠薬に頼り、転んで要介護状態になってしまったら、とっても残念だと思いませんか？

睡眠は人それぞれ、理想と現実には多少のギャップがあるものだと開き直って、あまり神経質にならずに、「昼間に支障がないから、まあいいや」と、もっと気楽にとらえていただければと思います。

4章

食事でできる最新・血管ケア

血管ケアごはんの基本……やっぱり糖質は控えめに

さあ、ここからは実践編です！

この章では、血管ケアの2本柱のひとつ、食事の摂り方について説明しましょう。

血管を若返らせる食事、まずは、「糖質の摂り方」です。

糖質（＝ごはん、パン、めん類、いも類、甘い果物、スイーツなど）は、食べたら、体内ですべてブドウ糖に分解され、血糖値を上げます。つまり、食後の高血糖（かくれ高血糖）を引き起こす張本人です。

糖質たっぷりの食事は、血糖値の急上昇・急下降を招き、血管をじわじわと痛めつけます。

血糖値が上がると、すい臓がインスリンを分泌して血糖値を下げてくれるのですが、食事のたびに大量のインスリンを出していると、すい臓が疲れてインスリンの分泌量が減ったり、インスリンが効きにくくなったりします。そうして、糖尿病へと向かっていく。

その昔、スポーツ少年だった男性が選びがちな「ラーメン＋半チャーハン」セットや「うどん＋ミニ天丼」セットなど、ダブル炭水化物メニューはもってのほか。
女性も、食べる量は少なくても、サンドイッチとスイーツ、パスタとパンなど、糖質に偏ったメニューになりがちな人は、見直しましょう。

ダイエットの方法としてすっかり定着した感のある「糖質制限」ですが、私の考え方は、
・食後に血糖値を急上昇させて血管を傷つけないように、糖質は控えめが良い
・でも、ブドウ糖も体にとって必要なエネルギー源なので「断つ」のはＮＧ
・主食を半分にするか、３食のうち１食だけ炭水化物を抜く程度に
という「なんちゃって糖質制限」です。

いまは糖質を摂りすぎているために内臓脂肪が増えたり、血糖値を上げたりして血管を老化させている人が多いので、糖質は控えるべき。でも、まったく摂らないのはかえって体に悪いので、ちょっと減らす方法を私自身も実践し、患者さんにもすすめています。

炭水化物の選び方――温より冷、白より茶

「なんちゃって糖質制限」では、ごはんを半分にしましょう、朝・昼・晩のうち1回は炭水化物を抜きましょう――とすすめていますが、これまでダブル炭水化物メニューやごはん大盛りが当たり前だったという人にとっては、ツラいかもしれませんね。

「今日からごはんを半分にするから、その分、おかずを増やしてほしい」なんて奥さんに頼んだら、ムッとされるかもしれません。

習慣にするには、無理なく続けられることが肝心。

そこで、「減らす」が難しいときに提案しているのが、「選ぶ」です。

主食を選ぶ。

基本は、GI値の低い炭水化物を選ぶことです。

ＧＩとはグリセミック・インデックスの略で、ブドウ糖50グラムを摂取したときの血糖値の上昇度を「１００」として、その食品を糖質50グラム分摂取したときの血糖値の上がり具合を相対的に示したもの。食後血糖値の上がり具合いを表す指標です。

ＧＩ値が１００近い食品ほど血糖値を上げやすく、ＧＩ値が低い食品ほど血糖値を上げにくい。

あくまでもその食品を糖質50グラム分食べた場合の相対値なので、「１食分」「１個分」ではないことに注意は必要ですが、糖質を多く含む炭水化物を選ぶときには良い目安になります。

ＧＩ値を覚えるのさえ面倒という人は、より精製度の低い穀物を選びましょう。

白米よりも、玄米、胚芽米、もち麦。

精製された小麦粉で作られた白パンよりも、ライ麦パンや全粒粉のパン。

つまりは、白い炭水化物よりも茶色い炭水化物です。

もうひとつ付け加えると、とくにパンを選ぶときにはやわらかいものよりも、かためのものを。ロールパンのようにやわらかいパンより、フランスパンのような噛みごたえのあるパンのほうがよく噛んで食べられる分、満腹中枢が刺激されて、食べすぎを防げます。

やわらかいフワフワのパンを食べているうちに、1個のつもりが2個になり、3個になり、食べ終わったときにはなんだか眠気に襲われた……なんて経験、ありませんか？

その裏には、血糖値の急上昇が隠れているかもしれません。

食事で血糖値が急上昇し、インスリンが大量に出ると、眠気につながることがあるのです。


それから、**ざるうどんとかけうどんで悩んだらざるうどんを、普通のパスタと冷製パスタで悩んだら冷製パスタをすすめます。**

糖質のひとつであるデンプンは、一度熱を加えられた後で冷やされると、その一部が「レジスタントスターチ」と呼ばれる「消化されないデンプン」に変わるのです。

レジスタントスターチは、小腸で消化されずに大腸まで届き、食物繊維と同じような働きをしてくれます。つまり、糖の吸収をゆるやかにしてくれる。

炊き立て派には残念なお知らせですが、**炊き立てのごはんよりも冷えたおにぎり。米、小麦、いも類といったデンプンが多く含まれる炭水化物を食べるときには、温かいものよりも冷たいもののほうが血管には喜ばれます。**

主な炭水化物のＧＩ値

ごはん 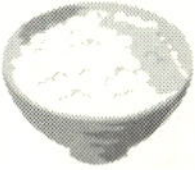		パン 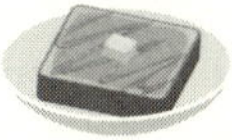		めん類 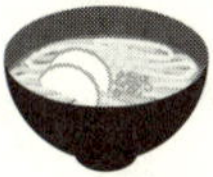	
もち	85	あんぱん	95	ビーフン	88
精白米	84	フランスパン	93	うどん	85
もち米	80	食パン	91	インスタントラーメン	73
赤飯	70	バターロール	83	そうめん	68
胚芽精米	70	ナン	82	そば	54
玄米	56	ベーグル	75	スパゲティ	65
五穀米	55	クロワッサン	68	中華めん（生）	61
		ライ麦パン	58	スパゲティ（全粒粉）	50
		全粒粉パン	50		

水溶性食物繊維を味方につける

かけうどんよりもざるうどん、炊き立てのごはんよりも冷えたおにぎりのほうが良いのは、うどんやごはんに含まれるデンプンの一部がレジスタントスターチに変わって、食物繊維のような働きをするから、でした。

ということは、食物繊維が良いということ？

そうなんです。食物繊維は、血管ケアに欠かせない栄養素です。

便秘の話（１０４ページ）のところでも説明したように、食物繊維には「不溶性食物繊維」と「水溶性食物繊維」の2種類があります。便秘のときに摂ってほしいのも水溶性食物繊維ですが、血管ケアでもより大事なのは水溶性食物繊維のほうです。

水に溶ける水溶性食物繊維は、食品の水分を取り込んでゼリー状になります。そうして、胃腸のなかをゆっくり通過していくので、胃にとどまる時間が長く、小腸での栄養素の吸収を遅らせてくれる。

また、吸着性もあって、余分なものを体外に出してくれます。そのため、次のような効果が期待できるのです。

- 糖や脂肪の吸収を遅らせて、食後高血糖を防ぐ
- 余分なコレステロールを吸着・排出して、脂質異常症を予防する
- 余分なナトリウムを吸着・排出して、高血圧を予防する

血管を直接老化させる要因を撃退してくれるということです。

さらに、水溶性食物繊維は消化されずに腸まで届き、腸内で善玉菌のエサになります。そうすると、善玉菌が増えて腸内環境も良好に。

それだけではなく、善玉菌は水溶性食物繊維をエサに**「短鎖《たんさ》脂肪酸」**というものをつくりだします。この短鎖脂肪酸が、私たちの体にとって、いろいろな良いことをしてくれることがわかってきました。

- 腸内を弱酸性にして、大腸のバリア機能を高める

・腸のぜんどう運動を活発にする
・インスリンの分泌をすすめる腸管ホルモンの分泌を助け、血糖値上昇を抑える
・食欲を抑える
・脂肪細胞に脂肪が蓄積されるのを抑える

血管にとっても、体全体にとっても、かなり嬉しい効果ばかり。これらすべて短鎖脂肪酸の働きとして、報告されていることです。

こうした短鎖脂肪酸の恩恵を受けるには、水溶性食物繊維を摂ることが欠かせません。

◆食事はまず食物繊維から

水溶性食物繊維がどれだけメリットがあるか、いろいろと紹介してきましたが、血管ケアにおいていちばんのポイントは、糖の吸収をゆるやかにして食後高血糖を防いでくれるということです。

その効果を最大限に発揮してもらうには、食事の最初に食べること。

だから、**「ベジファースト（まずは野菜から）」**とよく言われるのです。

水溶性食物繊維が豊富な食べ物をおさらいすると、おくらや山芋、なめこ、納豆などのネバネバ食品、コンブやワカメなどの海藻類、玉ねぎ、にんにく、ごぼう、アボカド、芽キャベツなどの野菜、キウイやりんご、みかんなどの熟した果物、ドライイチジク――など。

水溶性食物繊維が豊富なものを先に食べることが大事なので、野菜サラダや野菜スープでなくても、おくらの味噌汁や納豆、ワカメスープなどでもOK。アボカドも、調理が手軽でいいですよね。半分に切って、ちょっと醤油やオリーブオイルをたらして、スプーンですくって食べるだけでもおいしい。私はベジファーストのかわりにキウイファーストとして、食前に1個、キウイを食べることもあります。

お腹がすいているときには、つい、ごはんやパンといった炭水化物から食べたくなるかもしれませんが、そこは一旦落ち着いて。炭水化物こそが血糖値を上げるので、食べる順番としては何より先に食べてはいけません。「食物繊維から」を習慣にしましょう。

食前にあえて一品——ソイファーストのすすめ

食事の最初は水溶性食物繊維が豊富なものから——というのが血管ケアごはんの基本。

でも、会食や宴会、飲み会など、自分では料理を選べない場面も多々ありますよね。

そういうときには、食事の前に、あえて一品お腹に入れておくという方法があります。


おすすめなのは、大豆。

大豆は、食物繊維もわりと多く含まれていますし、筋肉だけではなく血管をつくるもとにもなるタンパク質、骨からカルシウムが溶け出すのを抑える効果のあるイソフラボン、さまざまなビタミン・ミネラルと、いろいろな栄養素が含まれています。

また、大豆独特のえぐみの主成分である「大豆サポニン」には、糖が小腸で吸収されるのを抑える働きがあります。**食物繊維と大豆サポニンのダブルの効果で、糖の吸収をゆるやかにして、血糖値の急上昇を防いでくれるのです。**

大豆を、食前（または食事の最初）に食べることを、私は**「ソイファースト」**と呼んで、こんな方法で実践しています。

- 納豆を1パック、先に食べる
- 食前に豆乳を飲む
- 蒸し大豆をヨーグルトやスープに入れて食べる

豆乳は、加工の段階で食物繊維の量は少なくなってしまいますが、大豆サポニン効果があるので安心してください。何より、手軽なのがいいですよね。ただし、甘く味付けされた豆乳は、当然、糖質が多いので逆効果です。

蒸し大豆は、私は市販のパック入りのものを常備しています。１００グラム１００円ほどと値段も手頃で、スーパーやコンビニで入手可能。味もほんのり甘くておいしい。

この蒸し大豆をインスタントスープに追加したり、パックの半量の蒸し大豆を電子レンジで20秒ほど温めて無糖ヨーグルトと混ぜたり。食前に食べるソイファーストとしてはもちろん、間食代わりにもおすすめです。

血管を若返らせる油を選ぶ

油の摂り方は、最近注目されるようになってきましたよね。「オメガ3《スリー》」「オメガ6《シックス》」といった言葉も、テレビコマーシャルでも耳にするようになりましたし、ずいぶん浸透してきたことを感じます。

健康意識の高い方なら、「オメガ3系の油がいいんでしょう?」と、すでにご存じかもしれません。では、その理由はわかっていますか?

オメガ3系の油を摂ったほうがいい理由を説明する前に、まず基本を押さえましょう。

油や脂肪といった脂質は、常温で固まる「飽和脂肪酸」と、常温では液体となる「不飽和脂肪酸」があります。そして、不飽和脂肪酸はさらに次の3つに分かれます。

- オリーブオイルなどに多く含まれる「オメガ9系脂肪酸」

・魚の油やアマニ油、エゴマ油、くるみなどに多く含まれる「オメガ3系脂肪酸」
・大豆油やコーン油、紅花油、ひまわり油などに多く含まれる「オメガ6系脂肪酸」

このうちオメガ3系脂肪酸は、体内でEPA(エイコサペンタエン酸)やDHA(ドコサヘキサエン酸)に変わり、体内の炎症を抑える働きをすることがわかっています。

血管の老化は、高血圧や高血糖、脂質代謝異常、喫煙などで血管の内側にある内皮細胞が傷つけられることが原因でした。このときに、血管は慢性的な炎症状態に陥ります。ですから、炎症を抑えてくれるEPAやDHAは、血管を若返らせてくれる救世主なのです。

一方、オメガ6系脂肪酸は「アラキドン酸」というものに変わり、摂りすぎると炎症を促します。

オメガ3系脂肪酸もオメガ6系脂肪酸も、体内では合成できない必須脂肪酸なので、どちらも必要です。でも、その割合が重要で、本来は同じくらい摂るのが理想的。

ところが、**多くの人は、圧倒的にオメガ6系のほうをたくさん摂っています。**

たとえば、調理用に使われるサラダ油もオメガ6系なので、市販の惣菜や加工食品に使われている油は、ほぼオメガ6系脂肪酸です。

お菓子やパン、ドレッシングなど、市販の商品の原材料名をチェックしてみてください。「植物性油脂」とありませんか？

それは、多くの場合、オメガ6系脂肪酸です。

なおかつ、悪名高い「トランス脂肪酸」が含まれていることも多い。トランス脂肪酸は、炎症のもととなり、多く摂りすぎると、肥満や糖尿病、心臓病を引き起こしやすいことがわかっています。摂る必要のない油です。

◆加熱調理するときの油は？

さて、オメガ3系とオメガ6系の話に戻しましょう。

見えない油も含めて、私たちは知らず知らずのうちにオメガ6系脂肪酸を摂りすぎています。だから、油を選ぶときには、オメガ6系ではなく、オメガ3系のアマニ油やエゴマ油などを選んでください。

ただ、ここでひとつ問題が。
オメガ3系脂肪酸は熱に弱く、加熱調理には向きません。
ふだんの炒め物や焼き物などの加熱調理には、悪玉コレステロールを減らしてくれることがわかっているオリーブオイルを使いましょう。

そして、ドレッシングやディップ、ソース、あるいはジュースやスープに加えるなど、加熱しないで「和える」「かける」「垂らす」油には、オメガ3系のアマニ油やエゴマ油、シソ油などを使う。

減らす油（オメガ6系脂肪酸）と、増やす油（オメガ3系脂肪酸）、なるべく摂らないようにする油（トランス脂肪酸）を意識すること。これを押さえておけば、お肌の健康にもてきめんに現れ、見た目にも若返りますよ。

アマニ油、エゴマ油だけでは足りない。魚がいちばん

オメガ3系脂肪酸を意識的に選ぶ。

こうアドバイスすると、「さっそくアマニ油を買ってきます！」と実践してくださる方は多いのですが、忘れてはいけないのは、大事なのはEPAとDHAだということ。

EPA、DHAは炎症を抑えてくれる働きがあると書きましたが、その抗炎症作用がより高いのはDHAのほう。

一方、EPAは、血管をしなやかに開いて血圧を下げる、血栓ができにくくなる、血液中の脂質（コレステロール、中性脂肪）のバランスが良くなる、赤血球がやわらかくなり血流が良くなる——など、まさに血管力を高める働きがあります。

オメガ3系脂肪酸は、その一部が体内でEPAやDHAに変わる。

だから、「摂りたい油」なのです。

ただ、味噌汁やスープにタラッとアマニ油やエゴマ油を垂らすにしても、せいぜい1、2グラムですよね。そのうち体内でEPAやDHAに変わるのは10～15％程度です。

どうしてもアマニ油、エゴマ油などを、和える・かける・垂らすだけでは足りません。やっぱり魚も食べていただきたい。

魚の油にはEPAやDHAがそのまま入っています。

そして、魚を食べるときには油ごといただきたいので、**いちばんのおすすめは、刺身やカルパッチョ、たたきなど、生で食べること。**生が苦手な人は、油が逃げないようにホイル焼きやスープなどにするのもいいですね。

さらにお手軽なのは、缶詰です。

サバ缶、イワシ缶が最近人気ですよね。安価で保存が利くうえ、油も含めて魚の栄養分をまるごと食べられます。骨までやわらかく調理されているので、骨ごと食べられてカルシウムも摂れる。骨粗しょう症対策に必須のカルシウムも補えるのです。

活用しない手はありません。でも、油入り、油漬け、味付けのものには余計な油や塩分が入っているので、シンプルな水煮缶を選び、スープも含めてまるごと使いましょう。

血管にやさしい肉の食べ方

魚の話をしたので、肉の話もしましょう。

30代、40代、50代の比較的若い人たちは肉を食べすぎて、中性脂肪やコレステロールを余分にまとっている人が多くいる一方、シニアになると、大事なタンパク源である肉を控えすぎて、加齢による影響以上に筋肉量を減らしてしまっている人が多くいます。

3章までにも何度も書いてきたように、タンパク質をしっかり摂って筋肉量を増やすことは、血管を鍛えることにもなれば、転倒・骨折から要介護状態になることを防いだり、認知症やがんといった病気、尿漏れのような生活の質を左右する症状を予防・改善したり、さらには寿命そのものを延ばすことにもつながります。

肉は決して悪者ではなく、むしろちゃんと摂っていただきたいもの。ほんのちょっとだけ食べ方に気をつければ、血糖値を上げることも、血管が老けることもありません。血管

にとっても大事なタンパク源なので、むしろ若返ります。

まず、味付けはシンプルに。

焼き鳥だったら、タレより塩。焼き肉やステーキも、塩・こしょうやハーブソルト、柚子胡椒《ゆずこしょう》、レモン汁などで、シンプルに味付けしましょう。

ハンバーグやつくねなどはつなぎに小麦粉や片栗粉などを使う分、糖質が増えますが、食べたい日もありますよね。デミグラスソースや甘辛いタレにするのではなく、大根おろしや玉ねぎおろしとポン酢など、さっぱりした味付けで、糖質・塩分を減らしましょう。大根おろしや玉ねぎおろしは、貴重な食物繊維（しかも水溶性食物繊維も多い）をたっぷり摂れるという良さもあります。

次に、調理法です。

魚の油はEPAとDHAが豊富なのでまるごと摂りたい一方、肉の脂は飽和脂肪酸で、摂りすぎて余ると、血液中の中性脂肪や悪玉コレステロールを増やします。だから、**グリルで余分な脂を落としたり、フライパンで焼きながら出てきた脂をキッチンペーパーで拭**

き取ったり、余分な脂はカットすると、ヘルシーです。

ちなみに、揚げ物になると、糖質たっぷりの衣で包んだうえに、調理油（多くはオメガ6系脂肪酸です）で揚げています。それに、これまた糖質たっぷりのソースやケチャップをかけたら……。もう言うまでもありませんが、おすすめできません。

◆食べたい肉、避けたい肉

最後に、肉と一言で言っても、鶏肉、豚肉、牛肉、羊肉……、鶏肉のなかでもささみ、むね肉、もも肉などいろいろあるなかで、何がいいのでしょうか。

ささみは脂（飽和脂肪酸）が少ないという良さがあり、鶏むね肉は疲労回復に効くイミダペプチドが豊富、豚肉は糖質からのエネルギー産生や皮膚や粘膜の健康維持を助けるビタミンＢ１が豊富……と、それぞれに良さがあります。

特定のものを毎日食べるよりも、いろいろなお肉を日替わりで食べたほうが栄養も偏りません。

強いて言うなら、2章でも伝えたように、加工肉はほどほどに。**加工肉は、塩漬けや燻製といった製造の過程で発がん物質が発生します**。

2015年には、WHOが「加工肉を毎日50グラムずつ食べると、大腸がんの発症リスクが18％高くなる」と発表しました。その後も、加工肉とがんとの関係を裏づける報告が次々出ています。

50グラムとは、ハムやベーコンで3、4枚、ソーセージで2、3本ほど。朝食に食べる程度の量です。忙しい朝に、調理が簡単な加工肉は便利ですが、毎日食べている人は他のもので補いましょう。蒸し大豆、豆乳、納豆など、大豆製品も、良質なタンパク源で、手軽なのでおすすめですよ。

これも2章でも書いたとおり、牛肉、豚肉、羊肉といった赤身肉も、摂りすぎるとがんを増やすことが指摘されていますが、タンパク質、ビタミンB群、鉄、亜鉛といった栄養素も豊富です。メリットとデメリットを考えると、避けることはありません。ただ、摂りすぎないことを意識してください。近年注目されている、肉ではないのにそこそこおいしい大豆のハンバーグなども利用すれば、肉の摂りすぎ防止に役立つでしょう。

偏りなく、いろいろな種類の肉、魚、豆類で、しっかりタンパク質を摂りましょう。

野菜の力を借りて活性酸素を抑えよう

野菜は1日400グラムをめざしましょう。

いつも患者さんに伝えていることです。生野菜で両手いっぱい、火を通した状態で片手いっぱいが、1食分の目安。これを朝・昼・晩と守ったら、1日400グラムの目標をだいたい達成することができます。

野菜が大事ということに誰も異論はないでしょう。

ひとつには、野菜は水溶性食物繊維が豊富です。食事のときに野菜から食べる「ベジファースト」は、食後高血糖予防の基本です（もちろんソイファーストもOKです）。

また、それぞれの野菜がもつファイトケミカルも、あやかりたい成分のひとつです。

植物は、紫外線や昆虫などから自身を守るために、色や香り、辛味、苦味などの成分をつくり、身にまとっています。それが、ファイトケミカルです。

このファイトケミカルには抗酸化作用があり、私たちが食べると、体の老化にかかわる活性酸素を抑えてくれる。

活性酸素については、1章で出てきて以来ですね。

私たちが呼吸で取り入れた酸素の一部は、活性酸素という酸化力の非常に高い酸素になります。だから、誰しも活性酸素をゼロにすることはできません。それに、害ばかりが注目されがちですが、体内に入ってきた異物をやっつける免疫反応の武器として使われるなど、ある程度は必要です。

ただ、増えすぎると、体内の細胞をサビさせてダメージを与えてしまう。血管で動脈硬化が進む過程にも活性酸素がかかわっていますし、がんの発生やシワなどの肌の老化にも活性酸素がかかわっていると考えられています。

私たちの体にはもともと活性酸素を除去する酵素が備わっていますが、その働きは加齢とともに低下していってしまいます。

年を重ねると老化が進む……。当たり前のことですが、いつまでも元気で若くいようと思ったら、減ってしまう酵素の働きを補ってくれる抗酸化力の高い野菜を意識的に摂ることが大切です。

◆ブロッコリーとタマネギ

野菜はなにが一番いいですか？

そう聞かれることは多いです。野菜によって含まれているファイトケミカルの種類は違うのでいろいろな野菜を摂っていただきたいのですが、ひとつだけ挙げるならブロッコリーです。

強力な抗酸化作用、抗炎症作用をもつファイトケミカルの「スルフォラファン」のほか、ビタミンC、ビタミンE、ビタミンK、葉酸、カリウム、マグネシウムと栄養豊富で、野菜の王様と呼ばれるほど。

我が家の食卓には、ほぼ毎日、ブロッコリーが登場します。

それから、ブロッコリーの新芽、ブロッコリースプラウトも優秀です。新芽なので、成長に必要な栄養が凝縮されていて、スルフォラファンもブロッコリー以上に高濃度に含まれています。

　サラダやスープにパパッと追加できるところも手軽でいいですよね。

　もうひとつ、血管ケアという点では、タマネギも欠かせません。

　タマネギの色素成分「ケルセチン」は、抗酸化作用のほか、血圧を下げる作用もあります。血管の若返りにはとっておきの食材なのです。

　ただし、ケルセチンは水溶性なので、水にさらすと流れ出てしまう。生で食べるときには辛味を抜くために水にさらしてから調理する人が多いかもしれませんが、ケルセチンを最大限にいただくには、水にさらさずそのまま使うほうがおすすめです。

　もっと言えば、**タマネギの皮をむいた後、1週間ほど天日干しにすると、さらにパワーアップ。ケルセチンの量が4、5倍に増えると言われています。1週間日に干したあとは、冷蔵庫で保管していただいてかまいません。**

　ちょっと面倒に思うかもしれませんが、ケルセチンの恩恵を最大限にいただく裏技、ぜひ試してみてください。

夕食を見すえた朝食、昼食を！

ここのところ、宴会続きで……。

どうしても付き合いで……。


暴飲暴食になりがちな食生活を、そんな風に言い訳していませんか？

私も、会食や飲み会、仕事上の付き合いなどで、自分では食事の内容をコントロールできないときもあります。

でも、朝・昼・晩と、会食が続くわけではありませんよね？


そして、その日に外食の予定があることは、前もってわかっているはずです。

「今日の夜は宴会があるな」と思ったら、朝食、昼食で調整する。1回の食事のバランスも大切ですが、難しいときには1日で帳尻を合わせればいいのです。

私は、朝は大抵、無糖コーヒーと手づくりの野菜ジュース、蒸し大豆や蒸し黒豆をトッピングしたヨーグルトというメニューにしています。

手づくりジュースは、にんじん1本半とリンゴ・レモン各半個を石臼式ジューサーで絞り、最後にアマニ油をティースプーン1杯たらすというのが定番です。

このメニューだと、昼食・夕食で多少栄養が偏っても、不足しやすい食物繊維やビタミン、ミネラル、ファイトケミカル、タンパク質を確保できます。

「ごはんやパンといった炭水化物を食べないとお腹が空くのでは？」と思う方もいるかもしれませんが、むしろ逆です。**糖質を控えめにすると、食後に血糖値が急上昇しないので、その後の空腹感を招きにくい。**

空腹は、血糖値が急激に上がった後、急降下したときに感じやすいのです。

「最近、飲み会が続いていて」なんて言いつつ、ランチにもがっつりラーメンと餃子を食べている方。知らなかったフリをするのはやめましょう。朝食・昼食に気をつければ、1日のバランスはちゃんと取れます。

コンビニだけでも血管力&満足度アップ!

よく「意外ですね」と言われるのですが、私は、午前と午後の外来診療の間にとる昼食はコンビニを活用することが多いです。

コンビニ食も選び方次第。

まず、お弁当は基本的に選びません。

糖質は控えめに、野菜や肉、魚介類などのおかずを数点選びます。

そして、ほんのちょっとアレンジを加える。


アレンジで、私がよく使っているのが**「蒸し大豆」**と**「もち麦」**です。

蒸し大豆については、ソイファーストの話にちなんで紹介しました。

もうひとつのもち麦は、最近巷でもちょっとブームになっていますよね。

もち麦は、大麦の一種で、なんと白米の25倍、玄米の4倍もの食物繊維が含まれていま

す。しかも、水溶性食物繊維のほうが多い。

カルシウムやマグネシウム、カリウム、鉄分、亜鉛、ビタミンB_1、ビタミンEといったミネラル、ビタミンも豊富なうえ、タンパク質も白米の2倍ほどあります。ちなみに、カリウムは、体内の余分なナトリウム（塩分）を体外に排出してくれる働きがあるので、高血圧予防やむくみ防止に大切なミネラルです。

もち麦にはこれだけ多彩な栄養素が含まれていて、糖質やカロリーは白米の半分ほど。

そして、大事なことですが、おいしい。もちもちプチプチとした食感で、玄米はちょっとパサパサして苦手という人にもおすすめです。

炭水化物でありながら安心しておいしく食べられる、血管ケアごはんの王様のような食材です。

このもち麦と蒸し大豆をトッピングに使いつつ、選び方にちょっと気をつければ、コンビニ食でも十分に血管にやさしいごはんになります。

では、具体的なメニューをご紹介しましょう。いずれも、ある日の私のランチです。

おすすめメニュー①

プルコギ＋アボカドサラダ＋蒸し大豆＋もち麦、トマトジュース

最近コンビニのごはんが進化していますよね。おかず系も増えていて、結構おいしい。先日、某コンビニに売っている冷凍食品の**牛プルコギ**と**アボカドサラダ**を買ってきて、ちょっとアレンジを加えて食べたらとてもおいしかったので、紹介します。

プルコギを電子レンジで温めて、アボカドサラダ、**蒸し大豆**（パック半量ほど）、**もち麦**（適量）と一緒にバーッと混ぜる。ただそれだけです。

アボカドサラダがなければ、他のコンビニサラダでもＯＫ、素のアボカドをサイコロ状に切って混ぜてもおいしいです。

プルコギだけだと１００グラムなのでちょっと物足りないかなという分量ですが、アボカド、蒸し大豆、もち麦を加えることで、水溶性食物繊維、タンパク質も摂れて、なおかつ、ボリュームも増します。

アボカドの緑、大豆のベージュが加わって、見た目の満足度も上がります。

これだけでも満足度は高いのですが、一緒に**トマトジュース**を。

トマトジュースをよく飲む人は少ないのですが、もっと飲む習慣があってもいいのに、と思っています。

トマトと言えば、ファイトケミカルの「**リコピン**」が有名。リコピンの抗酸化作用もトマトの良いところですが、それだけではなく、リラックス効果が知られている「**GABA**《ギャバ》」も豊富です。

ＧＡＢＡには、交感神経を抑えて血圧を低下させる、脳への血液循環をよくして脳を活性化する――という働きがあります。リラックスして頭はスッキリするので、仕事前、仕事の合間にもぴったりですね。

減塩タイプのトマトジュースを選べば塩分も気になりませんし、電子レンジで温めて、少しオリーブオイルを垂らして、スープ感覚で飲む「**ホットトマトジュース**」もおすすめ。温めると酸味がやわらぎ、ほっとする味になります。

プルコギ&アボカド蒸し大豆ごはんと、トマトジュースの組み合わせは、栄養バランスも良く、かなり満足度の高い昼食です。

おすすめメニュー②

焼き鳥&オニオンサラダ

サラダの上に、お肉系の惣菜をトッピングする。

これ、私がよくやっている食べ方です。

焼き鳥でなくても、**豚肉の生姜焼き**でも、**鶏の炭火焼き**でも、**鶏のポン酢和え**でも構いません。大事なのは、タンパク質をしっかり摂れること。

サラダは、ポテトサラダやマカロニサラダ、かぼちゃサラダ、コーンサラダのように、ほぼ炭水化物のサラダもどき以外で、野菜が摂れればなんでもOKです。**海藻サラダ**も、水溶性食物繊維が豊富でいいですね。


ポイントは、サラダの上に惣菜を乗せて食べることで、ドレッシングを省けること。

ドレッシングは糖分や脂質、塩分が結構多いので、たっぷり使うと、せっかくの健康的なサラダも、もったいないサラダになってしまうのです。

普通に野菜サラダを食べるときにも、ドレッシングは半分ほど残すようにしています。

そして、**ちょっと物足りないときには、チーズをちぎってプラスする。**ゴーダチーズやブルーチーズなどに含まれる**「LTP（ラクトトリペプチド）」**という成分には、血圧を下げたり、血管の機能を改善したりする効果があるのです。

さて、オニオンサラダに焼き鳥をオンして食べる場合には、焼き鳥にしっかり味がついているので、味が物足りないということはありません。

野菜とタンパク質を摂ることを考えると蒸し鶏やツナ、ゆで卵などが最初から乗っているサラダを選んでもいいのですが、あえておかずを別に選ぶことでボリュームが増して、満足感が高まります。

夜に会食などが入っていて、夕食がちょっとヘビーになりそうだなというときには、このくらいのランチで済ませています。

おすすめメニュー③

スープカレー＋もち麦&蒸し大豆、ヨーグルト&キウイ

無性にカレーを食べたくなること、ありませんか？

私もカレーは大好物なので、「今日はカレーだ！」という日があります。

でも、普通のカレーライスは、ライスだけではなく、小麦粉たっぷりのルウも糖質が多いので、食べるとてきめんに血糖値が上がります。

気になって自分で測定してみたことがあるのですが、**食後に160㎎／dℓまで上がっていて、愕然としました。**


それ以来、カレーを食べたくなったら、小麦粉が少なめの**スープカレー**を選ぶようにしています。

そして、大切なのがライスの工夫。**白米ではなく、もち麦と蒸し大豆にするのです。**

これなら、食後の血糖値の急上昇をやわらげることに役立ちます。

スープカレーも、レトルトパウチに入ったチルド食品がコンビニやスーパーで売られて

います。もしも、ちょっと具材が物足りないと感じたら、これまたコンビニ・スーパーで売っている冷凍の**カット野菜（肉入りタイプもあります）**を加えましょう。見た目、ボリューム、栄養面ともにランクアップします。

ちょっと辛いカレーを食べたあとに食べたくなるものと言えば、ラッシー、つまりは**ヨーグルト**ですよね。

ヨーグルトは無糖タイプを選びましょう。そして、酸味が気になったら、低糖質のフルーツをトッピングする。おすすめは**キウイフルーツ**です。

キウイは、ナトリウムを排出してくれるカリウム、抗酸化作用のあるビタミンC、血管ケアに欠かせない水溶性食物繊維が豊富。血管にやさしいフルーツです。

低糖質のフルーツを習慣的に食べている人は、脳卒中や心筋梗塞などの血管病のリスクが低いことが知られています。キウイのほか、**イチゴ**、**グレープフルーツ**、**リンゴ**なども糖質の少ないフルーツです。ヨーグルトに甘みを足したいときには、こうした低糖質フルーツで甘みを補いましょう。

おすすめメニュー④

チャーハン＋もち麦＋蒸し大豆、もやしレモンのラー油かけ

お腹が空いたときに、手っ取り早くおいしく食べられる便利な食品のひとつが、冷凍チャーハン。冷凍庫にいつも1、2個ストックしているという家庭は多いのではないでしょうか。

でも、冷凍チャーハンも、そのまま食べたら確実に血糖値が上がります。

では、どうするか？

こういうときこそ、もち麦と蒸し大豆の出番です。

冷凍チャーハンの量を半分に減らし、その分、**もち麦**と**蒸し大豆**を加える。水溶性食物繊維たっぷりのもち麦、大豆サポニン効果の蒸し大豆を一緒に食べることで血糖値の急上昇を抑えられます。

また、市販のチャーハンは、濃い味付けのものが多いので、半分をもち麦と蒸し大豆に変えるとほどよい濃さに。もち麦のもちもちプチプチ、蒸し大豆のほくほくした食感が加わって、食べ応えも増します。

付け合わせは、最近、常備菜として人気が高まっている**「もやしレモン」**を。

もやしレモンとは、大豆を発芽させた「大豆もやし」をゆでて、レモンでさっぱりと味つけしたもの。大豆もやしは、もやしというよりも大豆なので、食物繊維やタンパク質、ミネラル、イソフラボンなど栄養価が高いことが特徴です。リラックス効果のあるGABAまで豊富に含まれています。

市販の商品もありますが、家でも簡単に作れるので、作り置きして常備おくのもいいでしょう。

作り方は、まず、大豆もやし1袋を沸騰したお湯で12分ほど茹でます。取り出して水気を切ったら、大さじ1杯のゴマ油と適量の白ゴマで和えて、最後にレモン汁をかけて完成です。簡単ですよね。

ちなみに、大豆もやしを茹でたお湯には食物繊維やミネラルが溶け出しているので、捨てずに、塩とレモン汁で味を調えて、スープとしていただきましょう。

市販のものを使うときには、**ラー油**を絡めるとより美味しくなりますよ。

おすすめメニュー番外編

外出先でお弁当を出されたら……

先ほども書いたように、自分でランチを買いに行くときにはお弁当は選びませんが、勉強会や講演会など、外出先でお弁当をいただくことはあります。

お昼はどうしてもコンビニ弁当になりがちという人のために、池谷流のお弁当の食べ方を。といっても、そんなに大げさな話ではありませんが。

出されたものは残さず食べるのがマナー……かもしれませんが、お弁当って、ごはんが多いですよね。すべて食べると、血糖値が気になります。

だから、おかずはすべていただいて、ごはんは勇気をもって半分ほど残しましょう。

そして、残した分、物足りなさを感じたときには、糖質以外のもので補う。

先日、クリニックで勉強会を行って、仕出し弁当を頼んだときには、**ごはんだけ半分残して、代わりにヨーグルトに蒸し黒豆を足して食べました。黒豆ではなく、キウイでももちろんＯＫ。**

糖質以外のものでお腹を満たすことがポイントです。

コンビニごはんもお弁当も、出来合いのものをそのまま食べていたら、太ります。

でも、自分で補ったり引き算したりして、ほんのちょっとアレンジを加えると、血管ケアごはんに早変わり。

基本は、糖質は控えめに、食物繊維とタンパク質（できればビタミン・ミネラルも）がしっかり摂れるメニューを選ぶこと。

ランチを食べるときには、その日の午後の予定も考えながら、選びましょう。

晩酌はキノコから

お酒は、飲む量が増えれば病気も増えるものの、適量を守ればむしろ体に良い、と言われてきました。

というのは、脳梗塞や心筋梗塞、糖尿病、あるいは総死亡率などと飲酒の関係について飲まない人と少し飲む人を比べると、少し飲む人のほうが、リスクが低いという結果が出ていたのです（飲酒量が増えると、リスクも増えます）。

ところが、最近、新たな研究結果が出て、注目を集めています。

それは、「飲まない」と答えた人のなかにはなんらかの健康問題のために禁酒させられた人が多くいて、表面上、飲まない人の結果が悪く出てしまっていただけで、本来は飲まないほうが良い――というもの。

こうした報告を受けて、適量のお酒は本当に良いのか、議論を呼んでいます。

お酒の是非についてはもう少しいろいろな研究結果が出るのを待たなければいけませんが、現時点でひとつ言えるのは、アルコールそのものは血糖値を上げません。お酒に含まれる糖質と、お酒と一緒につまむ食べ物に気をつければ、お酒と血糖値にあまり関連性はないのです。

私はというと、仕事で疲れた日の夕食は晩酌とともにスタートしています。最近多いのは、ウイスキーです。

ウイスキー、ブランデー、焼酎といった蒸留酒は、糖質ゼロ。これらを飲む分には、血糖値の上昇は心配ありません。

ただし、一緒に食べるつまみも重要です。

枝豆や冷ややっこなどで、ソイファーストを実践するのも良いのですが、最近の私のおすすめは、**キノコ**。

キノコには、食物繊維の一種である**「βグルカン」**という成分が豊富に含まれています。このβグルカンは、免疫力を上げる、血糖値の上昇を抑える、過剰な糖の吸収を抑えるといったうれしい働きがあるのです。

ちなみに、βグルカンは、**もち麦（大麦）**にも豊富に含まれています。

◆晩酌におすすめの一品

さて、キノコの話に戻りましょう。キノコのなかでもとくにβグルカンが多く含まれているのが、**舞茸**です。

ですから、晩酌のお供には舞茸料理を……と言いたいところですが、じつは池谷家では舞茸はあまり食卓に登場しません。栄養面では自信をもっておすすめできるので、舞茸がお好きな人はぜひ晩酌のお供にしてください。

ただ、ちょっとクセが強い。脇役にしてはアクが強いのです。

舞茸に比べると、少しβグルカンの働きは劣りますが、池谷家での定番キノコは、**エリンギ**、**エノキタケ**、**しめじ**。とくにエリンギは、焼いてよし、煮てよし、蒸してよし、味噌汁の具材にもよし……と、なんにでも合いますよね。

最近の晩酌時のお気に入りは、**「エリンギとホタテのバター醤油焼き」**です。

エリンギは細かく切ると、食感も味もホタテに似ているのです。なんちゃってホタテを一緒に炒めることで、ホタテの量は少なくても満足感バツグンに。ホタテのかさ増しにはエリンギがおすすめです。

ホタテがなければ、エリンギ（あるいは、ほかのキノコ）だけでも。バター醤油ソテーにしたら、十分美味しいですよね。

キノコ料理をつまみに、一杯晩酌しながら食事に入っていくと、キノコの食物繊維でお腹がそこそこ満たされるので、夕食は主食少なめで済みます。

ところで、「バターソテーっていいの？」と、思いませんでしたか？

良いのです。お酒を飲む前に油を摂ることで、酔いにくくなります。アルコールのほとんどは小腸で吸収されるので、胃に停滞する時間を長くして、小腸へ運ばれないようにすると、悪酔い防止に役立ちます。油は、胃での吸収に時間がかかるうえ、胃の出口を閉める働きがあるので、**お酒を飲む前に油を使った料理を食べておくと、血中アルコール濃度の急上昇を防げるというわけです。**

お酒を飲む人は、キノコのバター醤油焼きを作り置きしてはどうでしょう？　ただし、くれぐれもお酒は適量に。

赤ワイン、緑茶、コーヒー……血管力を高める飲み物は？

「フレンチ・パラドックス」という言葉、耳にしたことはありますか？

フランス料理と言えば、美味しいけれど、こってりという印象ですよね。

もう20年以上も前ですが、フランス人はバターや生クリーム、チーズなどの動物性脂肪をたくさん摂っているのに、なぜか、それらが原因のひとつと言われる心血管系の病気になりにくいという研究結果が報告されました。

アメリカ人と同じように高脂肪食を食べているのに、心血管系の病気にかかる人の割合はアメリカ人の半分近くと少なかったのです。

このフレンチ・パラドックス（フランスの逆説）の答えとして、注目を浴びたのが、赤ワインでした。

赤ワインに含まれる**ポリフェノール**（ファイトケミカルのひとつです）には、活性酸素を除去する抗酸化作用があるので、悪玉コレステロールが活性酸素によって酸化されて動脈硬化が進むのを防いでくれているのではないか、と考えられたのです。

フレンチ・パラドックスという言葉をはじめて知った人も、「赤ワインは健康に良いらしい」という話は聞いたことがあるでしょう。

ただ、その後、赤ワインが死亡率を下げる、心臓病にかかるリスクを下げることについては否定する研究結果も出ています。なんともスッキリしない話で恐縮ですが、前項目でも書いたとおり、お酒については、まだはっきりしないことも多いのです。

でも、ポリフェノールが抗酸化作用をもつことは真実。

そして、ポリフェノールを含む飲み物は、赤ワインだけではありません。

◆飲めば飲むほど、長生きする?

緑茶も、ポリフェノールの一種である**「カテキン」**が豊富で、いろいろな健康効果が知られています。

カテキンの働きとして知られているのが、抗酸化作用や抗ウイルス作用、糖やコレステロールの吸収を抑える作用など。継続的にカテキンを摂ることで、肥満気味の人の内臓脂肪を減らす働きがあることも注目されています。

数年前には、緑茶を飲む量が増えるほど死亡リスクが低くなるという研究結果を国立がん研究センターが発表し、話題になりました。

この研究では、1日1杯未満の人、1日1～2杯の人、1日3～4杯の人、1日5杯以上の人と、4つのグループに分けて、全死亡とがん、心疾患、脳血管疾患、呼吸器疾患などとの関連を調べたのですが、緑茶を飲む量が増えるほど、死亡リスクは低下する傾向が見られたのです。

とくに心疾患や脳血管疾患、呼吸器疾患による死亡リスクは、お茶をよく飲む人ほど低くなっていました。

また、ポリフェノールと言えば、最近、コーヒーも株を上げています。

緑茶に比べてコーヒーはなんとなく「ワルモノ」のイメージがありますが、**1日3、4杯コーヒーを飲む人は、ほとんど飲まない人に比べて、心疾患や脳血管疾患、呼吸器疾患**

による死亡リスクが半分程度と低かったのです。これも、国立がん研究センターの発表です。

緑茶との違いは、飲む量が増えれば増えるほどリスクが下がるわけではなく、1日5杯以上飲む人よりも、1日3〜4杯の人のほうが死亡リスクは低かったこと。コーヒーの場合は、1日3〜4杯がベストなようです。

コーヒーに含まれるポリフェノールの代表は、**クロロゲン酸**。クロロゲン酸にも強力な抗酸化作用があり、血管を守る働きをしてくれます。

もうひとつ、おすすめしたいドリンクが、**トマトジュース**。

繰り返しになりますが、トマトには抗酸化作用のあるリコピンだけではなく、リラックス効果の高いGABAも豊富です。長期的に飲むことで血圧を下げる効果があることが知られています。

緑茶、コーヒーだけではなく、トマトジュースもレパートリーにどうぞ。

トマトは、アルコールの分解速度を速めるとも言われているので、二日酔い対策に、〆でホットトマトジュースを飲むのもいいですね。

血管に気を使いつつ、間食をとるには？

緑茶のカテキン、コーヒーのクロロゲン酸など、ポリフェノールの話が出てきましたが、ポリフェノールと言えば、チョコレートも有名です。

チョコレートにはカカオポリフェノールやカテキン、アントシアニンといったポリフェノールが含まれていて、血管の炎症を抑える、血管をしなやかに開くといった効果があります。でも、チョコーレートの場合、砂糖も多いですよね。いくら健康に良い成分が入っていても、食べすぎたらダメ。実際、「チョコレートにはポリフェノールが入っているから」と言い訳をしながら、食べすぎて、糖尿病を悪化させた人もいました。

こうした「良かれと思って」パターンは、いろいろあります。「夏は脱水になりやすいから水分補給が大事」とスポーツドリンクを飲みすぎて糖尿病になった人、「スイカは利尿作用があるから」と言って食べすぎて、これまた糖尿病になった人……など。

スポーツドリンクをはじめとした清涼飲料水は、飲みやすいように糖分をたっぷり加えているものが多いので、選ぶときには成分表のチェックが必須です。果物も、ビタミンやポリフェノールなどの良い面もある一方、多くの果物にはブドウ糖と果糖が半分ずつ含まれているので、やっぱり食べすぎると悪い影響のほうが出てきます。

どんなに良い成分が入っていても、甘いもの、糖質の多いものには注意が必要。食べすぎはNGです。

私は、甘いものは、午後の外来診療がはじまる前の午後2時すぎに、ブラックコーヒーと一緒に少量を食べています。理想を言えば、甘いものは遠ざけたほうがいいのですが、もともと甘党なのです。でも、甘いものを安心して食べられるように工夫しています。

ひとつは、午後2時すぎという時間帯。

1日の間には、脂肪をため込みやすい時間帯とため込みにくい時間帯があります。カギを握るのは「ビーマル1《ワン》」という遺伝子。これは、体内時計を調節する働きとともに、脂肪の分解を抑制して体内にため込みやすくする働きをもっているのです。

なおかつ、ビーマル1は、1日の間で作用の強さが変化し、おおざっぱに言えば、日中に弱まり、夜間から明け方にかけて強くなる。

午後2時頃というのは、ビーマル1の作用がもっとも弱まり、1日のうち、もっとも脂肪

をため込みにくい時間帯なのです。また、休憩中に甘いものを食べたいので、朝食・昼食は糖質を控えて、「甘いもの枠」をつくっています。1日で帳尻を合わせるという考え方ですね。

そして、量。たとえ脂肪のため込みにくい時間帯に食べたとしても、食べすぎてしまったら元も子もありません。

チョコレートであれば、2かけらほど（6グラム程度）。

今日はシュガーレスのラスクを2枚ほどブラックコーヒーと一緒につまみました。少量であれば、種類は問いません。

では、「なんだか小腹が空いちゃった」というときの間食はどうするか。

チョコレート2かけらでは止められなさそうなときには、

- 蒸し大豆&ヨーグルト
- キウイ（低糖質のフルーツ）&ヨーグルト
- もち麦スープ（インスタントスープにもち麦をプラス、または市販のもち麦スープ）
- 蒸し大豆入りスープ（インスタントスープに蒸し大豆をプラス）

など、甘くない間食を選びましょう。

これなら、血糖値の上昇も心配なく、満足感もバッチリです。

5章

1日5分でOK!
瞬時に若返るエクササイズ

1日5分からの「ながら運動」でOK!

血管ケアの2本柱のもうひとつは、やっぱり運動です。

運動が健康維持に不可欠だということは誰もが知っていると思いますが、皆さんが思っている以上に、運動は体にとって、血管にとって欠かせません。

でも、わかっていてもなかなか習慣にできないという人は多いもの。

だからこそ、メタボから生活習慣病を引き起こしたり、骨がもろくなって骨粗しょう症や骨折につながったり、筋肉量が低下して介護が必要になったり……という人がこんなにも多いのでしょう。

クリニックにいらっしゃる患者さんも、

「時間が取れなくて」

「最近暑くて（寒くて）」

「天気が悪くて」

などと、何かと理由をつけて「運動ができない」とおっしゃいます。

では、「1日5分でいいですよ」「テレビを見ながらでもいいですよ」と言われたら、どうでしょうか？

それならできるかな、と思いませんか？

よく「運動は続けて20分以上しなければ効果がない」と言われますが、そんなことはありません。1回5分の細切れの運動でも、糖や脂肪がちゃんとエネルギーとして消費されます。

「毎日1万歩、歩きましょう」と言われれば、それこそ時間や気温や天候にも左右されますから、よほどの気合いというか、意欲がなければ難しい。でも、意欲って、そんなに続きませんよね。

運動は、習慣にすることが大事です。1日5分でいいから続けること。

この章では、血管の若返りに役立つ、続けやすいエクササイズ、いえ、**続けたくなるエクササイズ**を紹介します！

若返りの天然薬「NO《エヌオー》」が、すぐに血管を若返らせる

エクササイズを紹介する前に、どうして運動は血管を若返らせるのかを説明させてください。理由を知っておいたほうが、体を動かしたくなると思います。

この章のタイトルに「瞬時に若返る」とありますよね。「瞬時にって本当？」と思うかもしれませんが、本当です。運動は、**その場ですぐに効果が出ます。**

その秘訣が、「NO」です。

NOとは、血管のいちばん内側に並んでいる血管内皮細胞から分泌される一酸化窒素《ちっそ》。

「血管を広げる」

「血流が良くなる」

「その結果、血圧が安定する」

「動脈硬化の予防にもなる」
「血管内の炎症やコブを修復し、動脈硬化の進行を抑える」
「血栓ができるのを防ぎ、血管が詰まる原因を取り除く」
といった、うれしい働きが満載の、血管を若返らせてくれる天然の薬のようなもの。
このNOの分泌を高める、もっとも確実でもっとも簡単な方法が、運動なのです。

運動で筋肉を動かし、血流が良くなると、筋肉細胞から「ブラジキニン」という物質が放出されます。すると、増加した血流やブラジキニンの作用によって、血管のいちばん内側に並んでいる血管内皮細胞が刺激されて活性化し、NOが分泌される。

血管内皮細胞の機能は、加齢とともに低下していくので、年を重ねるとNOの分泌量も減ってしまいます。そうするとますます血管内皮細胞の働きが落ちてNOの分泌量も減る。NOが減れば、血管は老化し、老化した血管がお手入れされないままに……。

だから、年齢を感じるようになった人ほど、運動を味方につけてほしい。

「血管が若返る薬がありますよ！」と言われたら、ほしいですよね。それが、無料で安全に手に入るのが運動です！

内臓脂肪を減らし、免疫力を上げる筋肉を増やす

血管を老けさせる5大悪のうちのひとつが、内臓脂肪型肥満でした。

内臓脂肪がため込まれる原因は、糖質や脂質の摂りすぎと運動不足です。

体を動かすと、脂肪や糖質がエネルギー源として消費されていきます。このとき、脂肪を燃焼させるには十分な酸素が必要なので、激しい運動よりも、適度な負荷の有酸素運動のほうが脂肪燃焼には効果的です。

また、体を動かせば、糖も消費されるので、高血糖の予防にも。

さらに、脂肪と糖を燃焼すれば、中性脂肪や悪玉コレステロールも減少し、善玉コレステロールが増えるので、脂質異常の予防にも。

肥満、高血糖、脂質異常と、血管を老けさせる原因が一挙に改善できるのです。

NO《エヌオー》効果も考えれば、高血圧予防にもつながるので、運動は、5大悪のうち4つに効く、

かなり優秀なクスリです。

ただし、内臓脂肪を減らすだけなら、食事に気をつけるほうが効果は早い。ダイエットに取り組んだことのある人ならわかると思うのですが、運動だけで脂肪を落とすのは結構大変ですよね。

それでも運動が必要なのは、食事だけでは筋肉が増えないから。いくら筋肉の材料となるタンパク質をたくさん摂っても、運動なしには筋肉量は増えません（筋肉の衰えが、関節の病気や転倒・骨折、寝たきりを招き、ピンネンコロリの人生につながることは2章で説明しました）。

筋肉量が増えると、免疫細胞が活性化され、免疫力もアップします。そうすると、いろいろな病気の予防にもつながります。

筋肉は加齢とともに減りやすいもの。**でも、何歳からでも、増やすことはできます。**運動することで筋肉が増えれば、代謝が上がり、内臓脂肪がつきにくい体になる。運動で、良い循環をつくりましょう！

病気の予防だけではない！ 症状改善にも効果あり

運動の効果は、予防だけではありません。
「運動療法」として、いろいろな病気の治療にも取り入れられています。

高血圧、糖尿病、脂質異常症のガイドラインには運動療法という項目があり、運動が治療の柱のひとつになっています。

運動の刺激によって分泌されるＮＯは、動脈硬化のコブを安定させる作用もあるので、すでに進んでしまった動脈硬化を改善させる効果もあります。

さらに、以前は「安静にしていることが、いちばん」と言われていたような病気でさえ、運動が欠かせないことがわかってきました。

心臓病や腎臓病、足の血管に動脈硬化が起こる末梢《まっしょう》動脈疾患、ＣＯＰＤといった肺の病

気などでも、運動することで予後が良くなるのです。実際に、医療機関においても、治療の一環として運動が取り入れられています。

私も、心臓病や腎臓病、足の血管病、肺の病気などの患者さんが、運動を習慣にすることで症状が軽くなったり、生活が楽になったりする様子を、たくさん目の当たりにしてきました。

それから、年齢が上がると、ひざの痛みや腰痛を訴える人も増えますが、筋力の低下が大きな要因なので、運動で筋肉量を増やすことで痛みが和らぎ、改善します。

つまり、どんな人にとっても、どんな状態であっても、体を動かすことは欠かせないということ。

このあと紹介する2つの体操は、どちらも心拍数を上げすぎない、適度な負荷のエクササイズです。

動脈硬化を指摘された、心臓や腎臓に持病がある、ひざが痛むといった方でも無理なくできるように考えたものなので、ぜひ一緒に取り組みましょう。

血管が若返るエクササイズ①

血管・骨・筋肉を強くする「ゾンビ体操」

血管ケアとしての運動で大事なポイントは、次の3つ。
血流が良くなって、NOがどんどん出ること。
血圧や心拍数を上げすぎず、リラックスしてできること。
でも、適度な負荷がかかって筋肉や骨が鍛えられること。

これから紹介する「ゾンビ体操」は、これらをすべて満たす、最強の血管ケア・エクササイズです。テレビや雑誌で取り上げていただく機会も多く、おかげさまで多くの人に知っていただけるようになりました。だからこそ、今回は新しいエクササイズを紹介しようかとも考えたのですが、やっぱりゾンビ体操を超えるものはありません！

血管ケアにはゾンビ体操がいちばん効果的なので、初めて知る方はこの機会に日常生活に取り入れていただいて、すでに習慣になっている方は、ぜひ続けてください。

さて、やり方は簡単です。かかとを浮かせて、つま先でその場で足踏みをしながら、両手をだらりと垂らしてぶらぶら揺らすだけ。その姿がゾンビっぽいということで、この名前をつけました。

①お腹に力を入れ、背筋をまっすぐに伸ばし、基本姿勢をとる
②その場で足踏み運動〜ジョギングをする
③②と同時に、肩の力を抜いて、肩を前後に揺らすように、両腕をブラブラさせる（子どもが「イヤイヤ」をするようなイメージです）
④休憩する（ゆっくりその場で歩く動作）

②と③の動き（足踏み＋イヤイヤ）を同時に1分間したら、30秒休む（その場で歩く動作）ということを3回繰り返すのが基本です。

②の足踏みは、最初のうちはゆっくりとしたスピードから始め、慣れてきたら少しずつスピードを上げていきましょう。最終的には、ジョギングくらいの速さになると、より効

果的です。「イヤイヤ」しながら「その場ジョギング」を行うのが理想的です。逆に、1分間の「足踏み＋イヤイヤ」がキツイときには、ゆっくり30秒、あるいは15秒から始めましょう。

いたってシンプルな動きなので、いつでも誰でもどこでも簡単にできます。テレビを見ながら、家族と会話をしながらの「ながら運動」にもぴったり。また、その場で足踏みが基本ですが、慣れてきたら、トイレやキッチン、洗面所などへの移動時にゾンビ体操をしながらスロージョギングする**「ついでにゾンビ」**もおすすめです。

◆たった3分でウォーキング10分ぶんの運動効果

私がゾンビ体操を最強の血管ケア・エクササイズとしておすすめする理由は、ひとつの運動でたくさんの効果が期待できるからです。

血管が拡張して血行が良くなり、NOがバンバン出されて血管力がアップすることはもちろん、筋肉や骨に適度な負荷をかけるので、お腹や太もも、ふくらはぎの筋肉、骨が丈夫になります。

腹筋が鍛えられると腰痛の予防・改善に、太ももの筋肉が鍛えられるとひざの痛みの予防・改善につながります。

全身の筋肉量が増えれば、冷え性の根本的な改善にも。

また、ゾンビ体操は、上半身を脱力してゆらゆらと動かすことで、血行が良くなり、肩や首のコリもほぐれ、リラックス効果も。1回やるだけでなんだかスッキリ、ストレス発散にもなります。

そして、シンプルな動きですが、下半身の動き（その場で足踏み〜ジョギング）と上半身の動き（イヤイヤ）を組み合わせることで、**運動量はウォーキングの3倍ほど。**

「足踏み＋イヤイヤ」を1分間して30秒休むということを3回繰り返すのが基本なので、トータル3分間、「足踏み＋イヤイヤ」を行うわけですが、それだけで10分間ウォーキングを行ったのと同じくらいの運動効果になるのです。

続けると、血圧や血糖値が下がったり、肩こり、腰痛、ひざ痛、冷え性が改善されたり、いろいろな効果を実感できると思います。

ゾンビ体操がいかに「最強」か、納得いただけたでしょうか。

ゾンビ体操①基本姿勢

お腹に力を入れ、
背筋《せすじ》をまっすぐ伸ばして基本の姿勢をとる

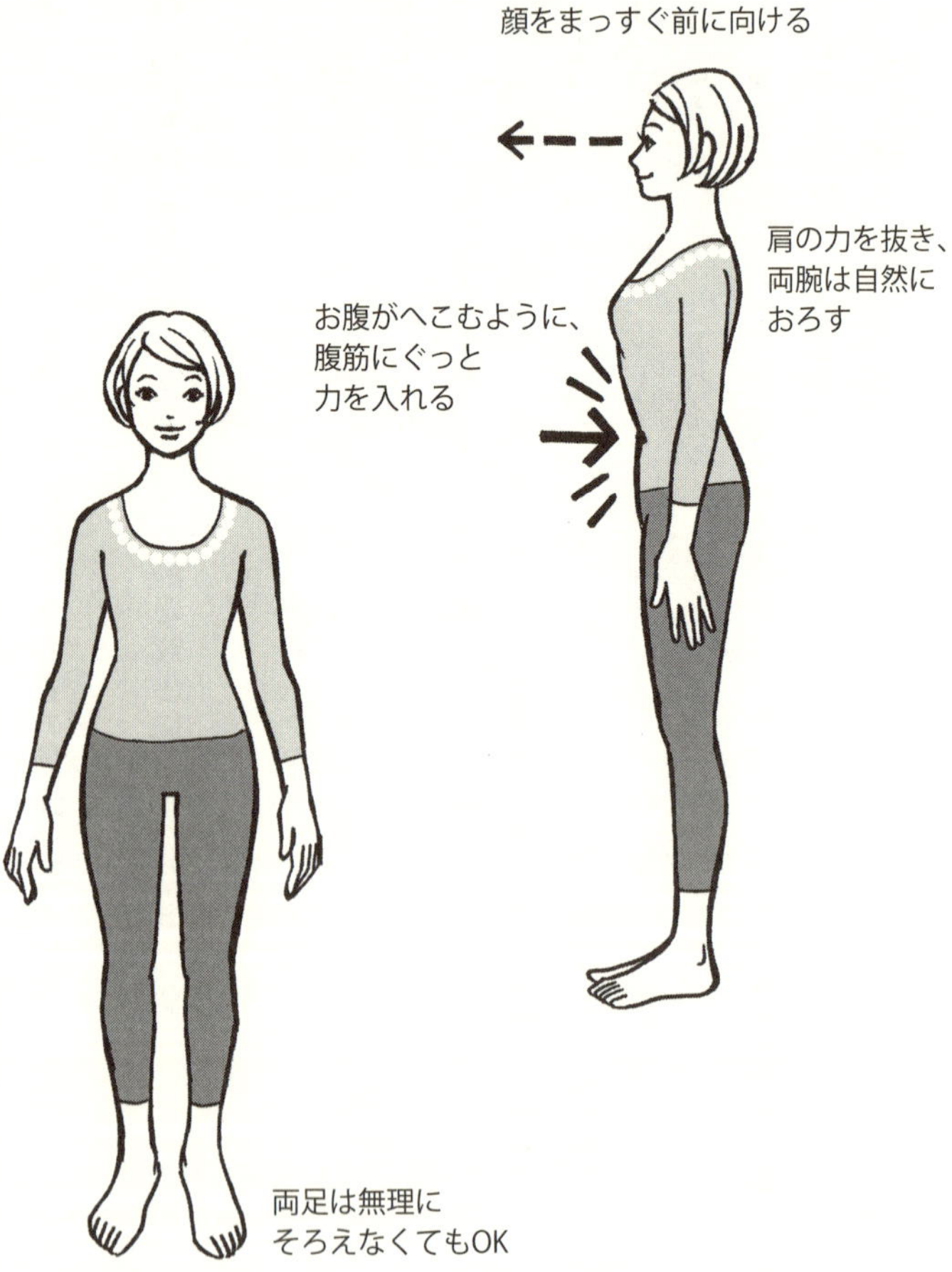
顔をまっすぐ前に向ける
肩の力を抜き、
両腕は自然に
おろす
お腹がへこむように、
腹筋にぐっと
力を入れる
両足は無理に
そろえなくてもOK

コツ
あごを前に出さない
背中を丸めない

ゾンビ体操②下半身の動きの基本

その場で足踏み運動をする

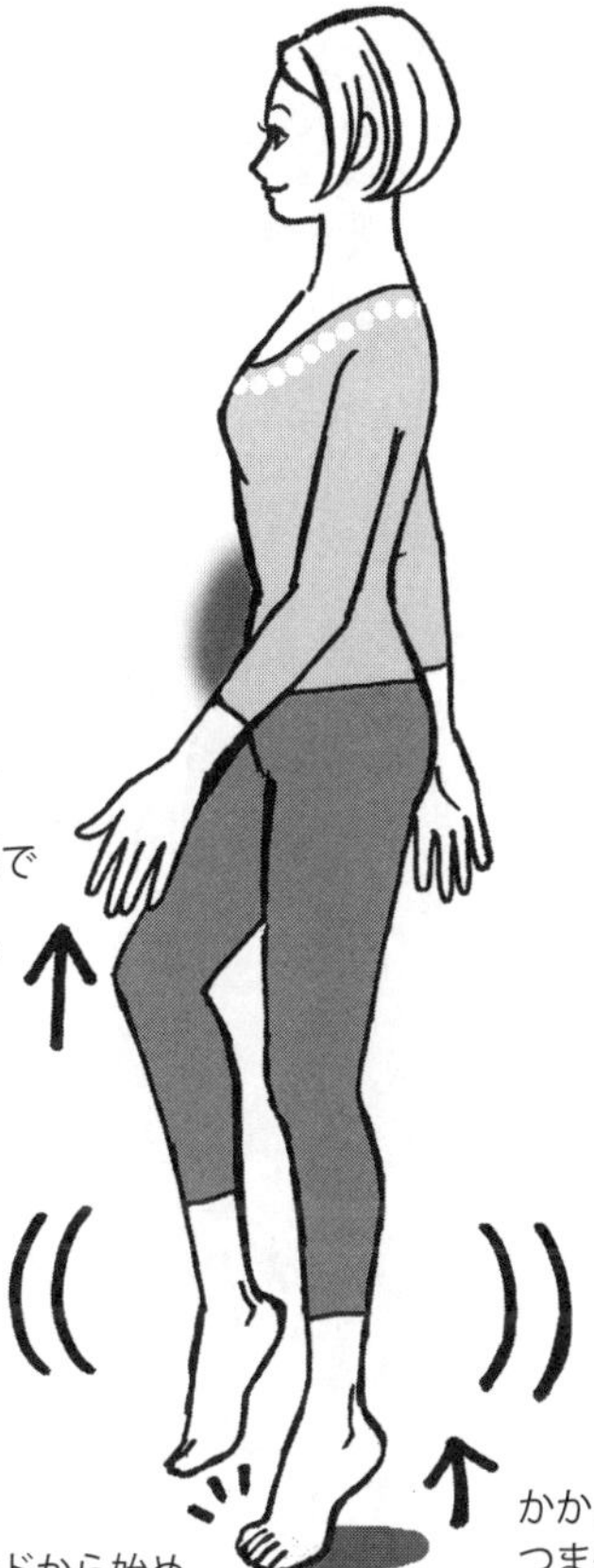

ひざを少し上げて、
リズミカルにその場で
足踏みをする。
その場でジョギング
するのが理想的

最初は
ゆっくりしたスピードから始め、
慣れてきたら少しずつ
足踏みのスピードを上げる

かかとを上げて、
つま先だけで足踏み
するとより効果的

コツ　最終的にはジョギングのような動きになるのが理想的

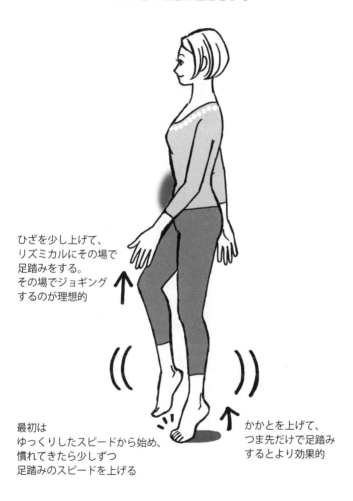

ゾンビ体操③上半身の動きの基本

肩の力を抜いて両腕をブラブラさせる
（下半身はジョギングを続ける）

肩から手の先までの
力を抜いて、
イヤイヤをするようにして
上半身をねじる

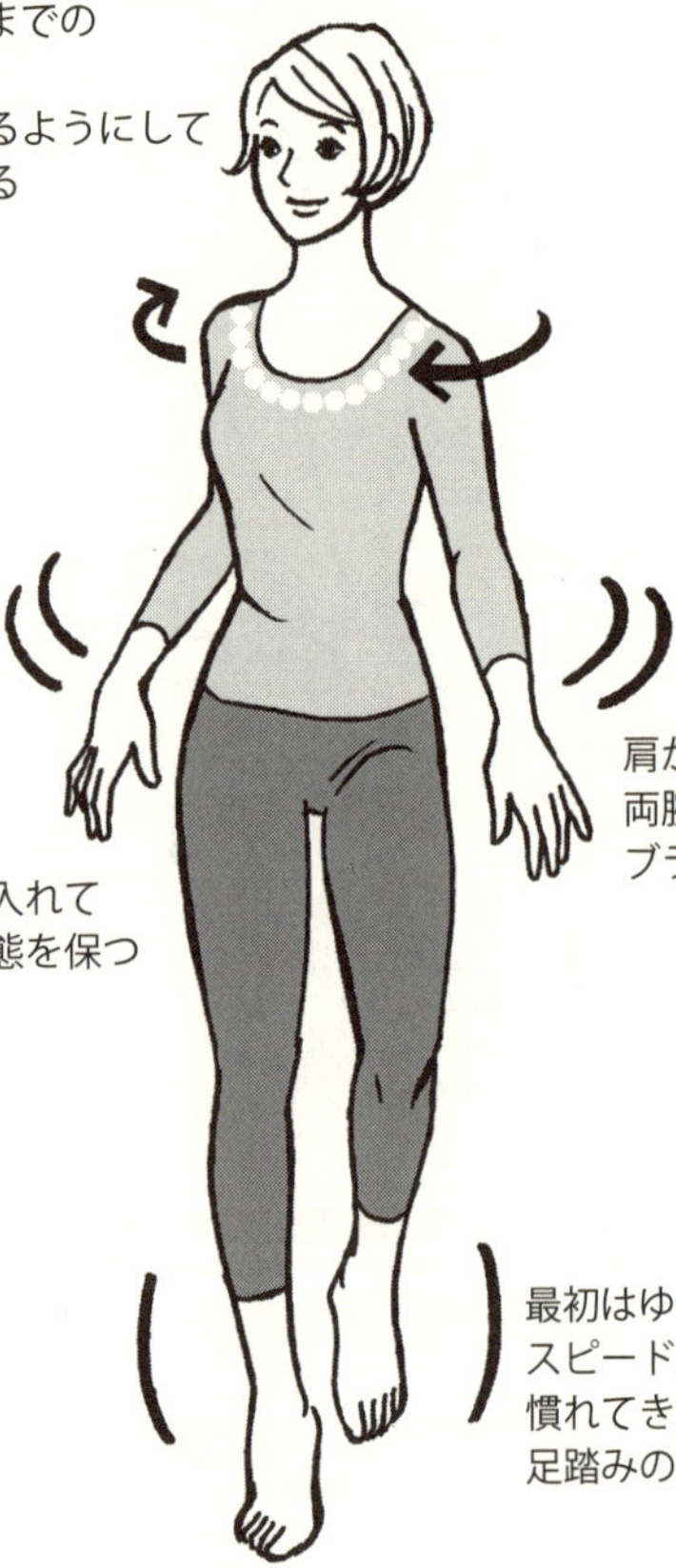

肩が前後に動く。
両腕は自然に
ブラブラゆらす

お腹は
しっかり力を入れて
へこませた状態を保つ

最初はゆっくりした
スピードから始め、
慣れてきたら少しずつ
足踏みのスピードを上げる

コツ

足踏み運動と上半身の動きを
同時にうまくできない場合は、
上半身と下半身の動きを別々に1分間ずつ
行なってもよい

②と③の動きを
同時に

1分間

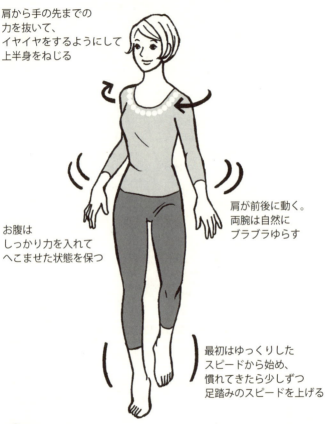

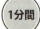

ゾンビ体操④インターバル

休憩する

②と③の動きを同時に1 分間したら、
その場で大きく足踏みしながら
呼吸を整える

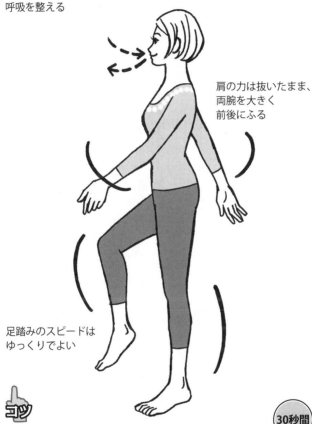

肩の力は抜いたまま、
両腕を大きく
前後にふる

足踏みのスピードは
ゆっくりでよい

30秒間

コツ

このときの足踏みは、かかとをつけても OK

動画をチェック！
YouTube
「池谷敏郎
オフィシャルチャンネル」

血管が若返るエクササイズ②

上半身を心地よくほぐす「脱ET《イーティー》体操」

もうひとつ、血管を若返らせるエクササイズとしてぜひ紹介したいのが、**「脱ET体操」**です（また変なネーミングですみません）。

ゾンビ体操は、どちらかと言うとお腹から下の下半身の筋肉を鍛える体操ですが、この脱ET体操は、上半身の筋肉をほぐすことにポイントを置いています。

ですから、ゾンビ体操との相性バッグン。2つのエクササイズをセットで行うと、全身の血流が良くなってスッキリします。もちろん、天然の血管若返り薬・NOの分泌も増えます。

さて、「脱ET」とはどういうことかと言うと、顔が前に出て、肩が丸まり、猫背（こういう姿勢のことを私は**「ET上体《じょうたい》」**と呼んでいます）という悪い姿勢のままこり固まってしまった上半身の筋肉をほぐし、「ET上体」から脱しよう！ ということ。

念のために補足すると、ETとは、スピルバーグ監督のあの映画のETです。ETのように首がまっすぐで顔がちょっと前に出て、猫背——。だから、「ET上体」なのです。

このET上体は、上半身の血流を悪くします。

頭はボウリングの9〜10ボンドのボールと同じくらいの重さがあるので、頭が前に出ていると、肩、首、頭、背中、肩甲骨まわりのすべての筋肉に余計な力がかかり、それらの筋肉が慢性的に緊張してしまいます。

そうすると、まわりの血管までもが引き延ばされたり圧迫されたり曲げられたりして、血行が悪くなるのです。血行不良は、当然、さまざまな不調を呼びます。

実際、クリニックで外来診療を行っていると、上半身の姿勢の悪さが原因で、肩こりや腰痛、頭痛、めまい、うつ……といった不調を訴える患者さんは多いのです。毎日10人ほどはいらっしゃるでしょうか。

ご本人は上半身の姿勢が不調の原因だとは思っていらっしゃらないのですが、診察室に入ってくる患者さんの姿勢を見ると、一目で「あ、ET上体だな」と気づきます。

そして、こり固まってしまった上半身の筋肉をほぐす体操（これから紹介する脱ET体操のことです）を紹介して、診察室で一緒にやってもらうと、その場で症状がやわらぐことが多く、とても喜ばれています。

◆簡単で、マッサージのような心地よさ

脱ＥＴ体操は、３種類あります。どれも座ったままできる簡単なエクササイズです。**ゾンビ体操と一緒に行うのはもちろん、デスクワーク中やテレビやパソコン、スマホを見ている間など、「長く座りすぎたかな」と思ったら、脱ＥＴ体操を行うことをぜひ習慣にしてください。**

筋肉のコリを感じたらマッサージを受けに行くという人も多いと思いますが、外からグッと押されると、その部分の筋肉が挫滅してしまうことがあります。それに、姿勢の悪さは接骨院や整体院での一度の施術で直るものではありません。

自分で意識して体を動かし、骨を引っ張り上げる筋肉、骨を正しく支えてくれる筋肉を

目覚めさせ、筋肉で正しい形、正しい姿勢をつくらない限り、血流の滞りをなくして、慢性的なコリや痛みを消すことはできません。

脱ＥＴ体操は、「ＥＴ上体」のままこり固まった筋肉を心地よくほぐし、筋肉を目覚めさせるためのエクササイズです。

どれも簡単な動きですが、マッサージを受けた後のような心地よさを得られます。もちろん、自分で体を動かせば、筋肉を傷つける心配もありません。

ただし、頸椎《けいつい》症やリウマチの人、骨折している人、重度の骨粗しょう症の人などは、急に動かすと首を傷めてしまうことがあるので、くれぐれもお気をつけください。こうした持病がなくても、痛みを伴うような無理な動かし方はやめましょう。

脱ＥＴ体操は、座りっぱなしでじっとして、上半身の血流を悪くしていることの多い現代人にとって必須のエクササイズだと思っています。この本を読んでくださっている皆さんも、一度本を机に置いて、ぜひ心地よさを味わってください。

【脱ET体操❶】

座ったまま「5階」を見上げてボートこぎ

脱ET体操の1つめは、少し上を見上げながらボートをこぐような動作を繰り返す、というもの。

ボートこぎの動作のときのように、肩甲骨を気持ちよく寄せることがポイントです。背中が丸まって、肩甲骨まわりがこり固まっている人が多いのです。

①ビルの5階を見上げるように上を向き、目線の先に両腕を伸ばす。
このときに、応援団のようにお腹を突き出さないように気をつけて。
②顔は〝5階〟を見上げたまま、ボートをこぐように両腕を引く。
胸を開き、肩甲骨をぎゅーっと寄せるように意識する。

これを10回繰り返すのが1セットです。

2セット目あたりから、だんだん目線(顔)が下りてくるので、どこか見るポイントを決めておくといいでしょう。

やりはじめ、ゴリゴリッ、ボキボキッと音が鳴りませんか? すっかりこり固まっていた筋肉が目覚め始めた合図です。痛みがなければ、心配しなくて大丈夫です。ただし、首、肩の疾患があったり痛みを伴う人は、決して無理をしないようにして下さい。

このエクササイズは、診察室で見本をお見せしながら患者さんにもよくお伝えしているので、私自身も毎日10回くらいは患者さんと一緒にやっています。

ただ斜め上に突き出した腕を後ろに引くというシンプルな動きですが、10回繰り返すと、意外と疲れませんか? そして、肩甲骨まわりがほんのり温かくなってくる。コリがほぐれて血行が良くなり、NOが増えている証ですから、1日1回でもいいのでボートをこぎましょう!

脱ET体操①座ったまま「5階」を見上げてボートこぎ

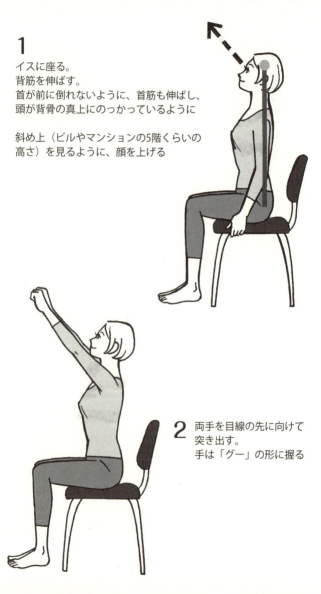

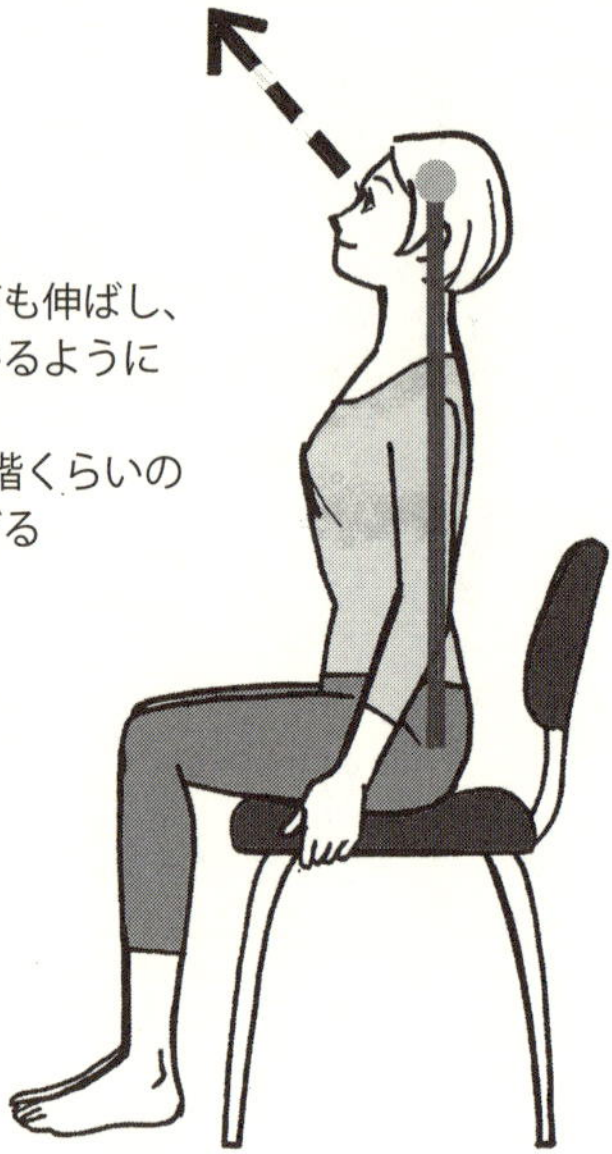

1

イスに座る。
背筋を伸ばす。
首が前に倒れないように、首筋も伸ばし、
頭が背骨の真上にのっかっているように

斜め上（ビルやマンションの5階くらいの
高さ）を見るように、顔を上げる

2 両手を目線の先に向けて
突き出す。
手は「グー」の形に握る

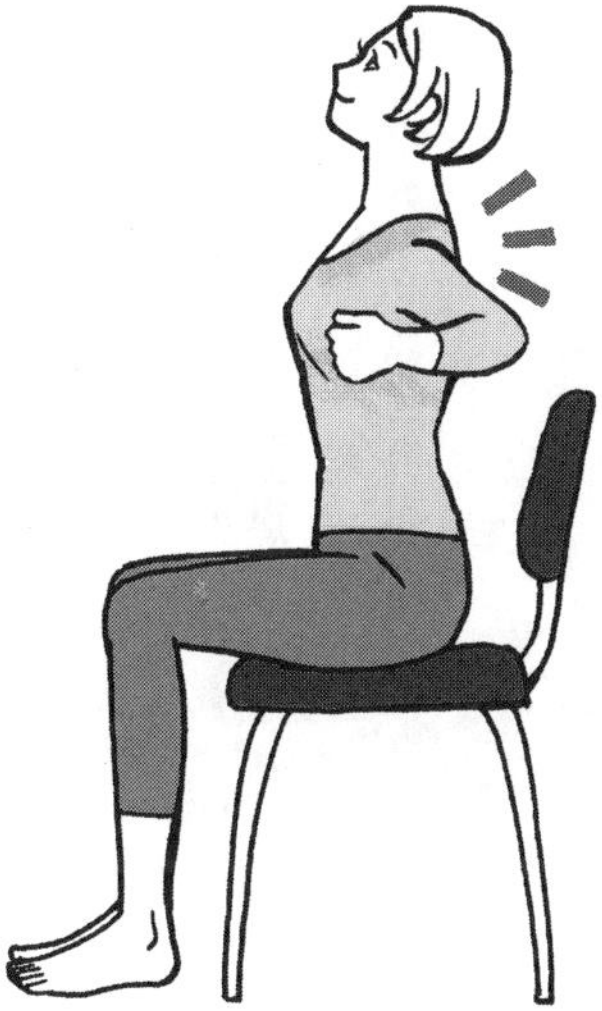

3
伸ばした両腕をゆっくり引きながら、
左右の肩甲骨を寄せ合うようにし、
胸を思いっきり開き、
肘を後ろに引く。
引いたときの肘の高さは、
乳頭と同じくらいになるように
意識する

4 2→3を1回とし、10回くり返す。
頭が下がってこないように注意する

※上を見ることに痛みを伴う方は、整形外科でどの程度の角度まで曲げていいかを必ず確認してください（可動領域を超えると首を痛める危険性があります）。頸椎症、リウマチ、骨折をしている方、骨折を伴う重度の骨粗しょう症の方は急に動かすのは危険です。とくに症状がなくても、痛みが伴うような無理な動かし方はやめましょう。

【脱ET体操❷】

座ったまま胸を開く

先ほどのボードこぎのエクササイズは、心地よいのですが、まわりの視線が気になるところではやりにくい。そこで、心地よさは残しつつ、オフィスなどでもやりやすいように考案したのが、このエクササイズです。

①背筋を伸ばして座り、ビルの5階くらいの高さを見るように顔を上げる。

両手の指先を、それぞれ左右の胸の上のほうに当てる。

②そのままの状態から、肘を「前↓上↓後↓下」と円を描くように動かし、肩を回す。

これを10回繰り返す。

③今度は、肘を「前↓下↓後↓上」と逆方向に円を描くように動かし、肩を回す。

これも10回繰り返す。

これなら場所を選びません。仕事中、ちょっと疲れを感じたときにぜひどうぞ。

脱ET体操②座ったまま胸を開く

1

背筋を伸ばしてイスに座る。5階くらいの高さを見上げ、
胸(乳頭と小指の間が1センチあくくらい)に
指先を当てる。
指先はかるく開いて伸ばす

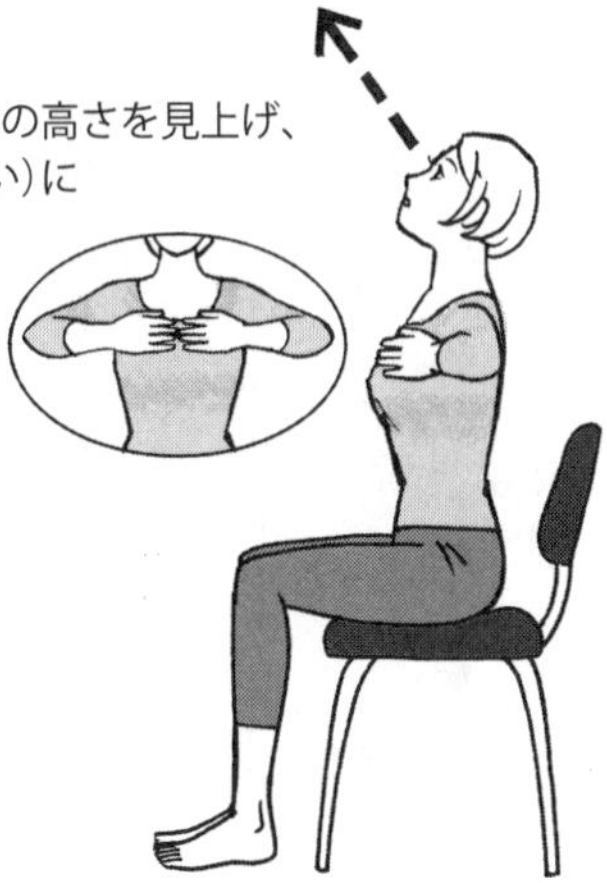

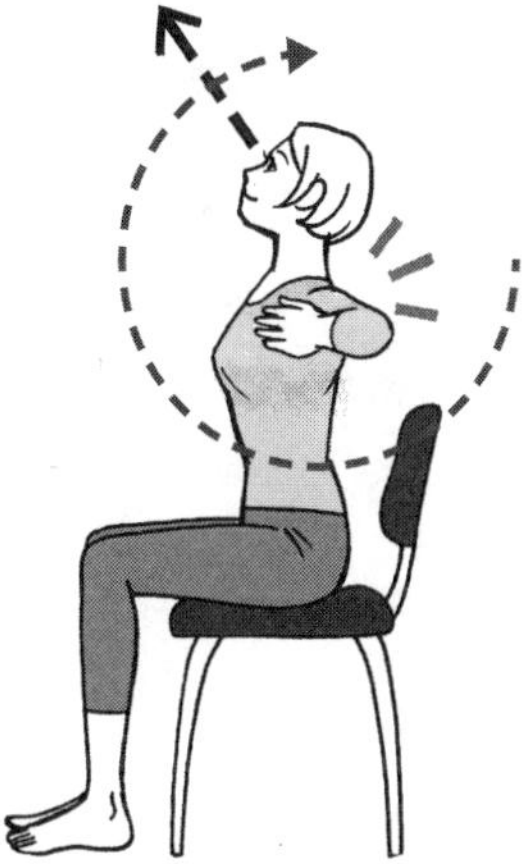

2

胸を大きく開く。
左右の肩甲骨を
大きく動かすように意識して、
肘を前→上→後→下と
移動させながら肩を回す

10回くり返す

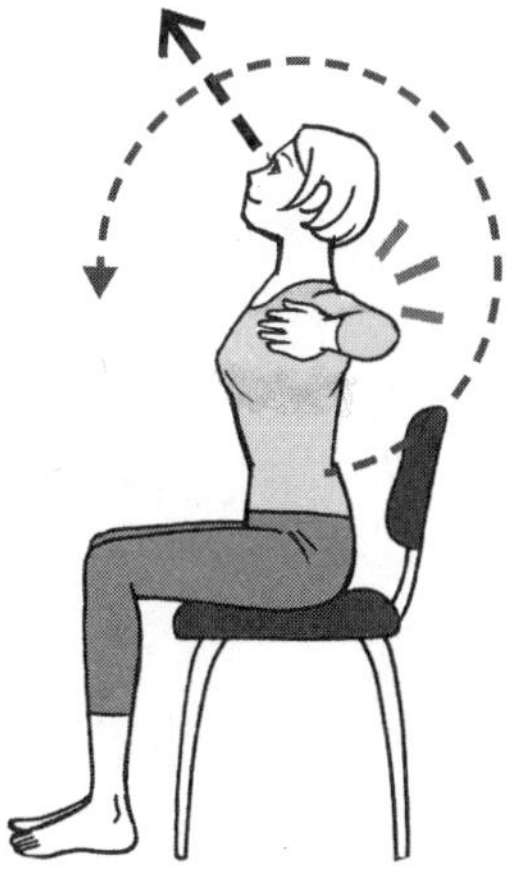

3 次に、肘を前→下→後→上と、
(2とは逆に)移動させながら、
肩を10回まわす。

【脱ET体操❸】

座ったまま首を伸ばす

肩や首のコリを感じたときにやってほしいのが、このエクササイズです。

①両手をだらーんと下ろして座り、左手でイスのヘリをつかむ。
②右手を頭にのせ、手の重みでゆっくりと頭を横に倒す。
　このとき、背筋は伸ばして、お腹が出ないように下腹をちょっと意識する。
③頭を横に倒したまま、ゆっくりと顎《あご》を前に出して（頭を後ろに倒す）、10秒キープ。
④次に、顎を引いて（頭を前に倒す）、10秒キープ。
⑤顎を前に出したり、引いたりする動きを10回繰り返す（10秒キープは不要）。

ここまで終わったら、左右を交代します。顎を前に出したときには首の横の大きな筋肉（胸鎖乳突筋《きょうさにゅうとつきん》）が、顎を引いたときには首の後ろの筋肉（僧帽筋《そうぼうきん》）が伸びて気持ち良いですよ（首、肩の病気で痛みのある人は無理して行わないようにして下さい）。

脱ET体操③座ったまま首を伸ばす

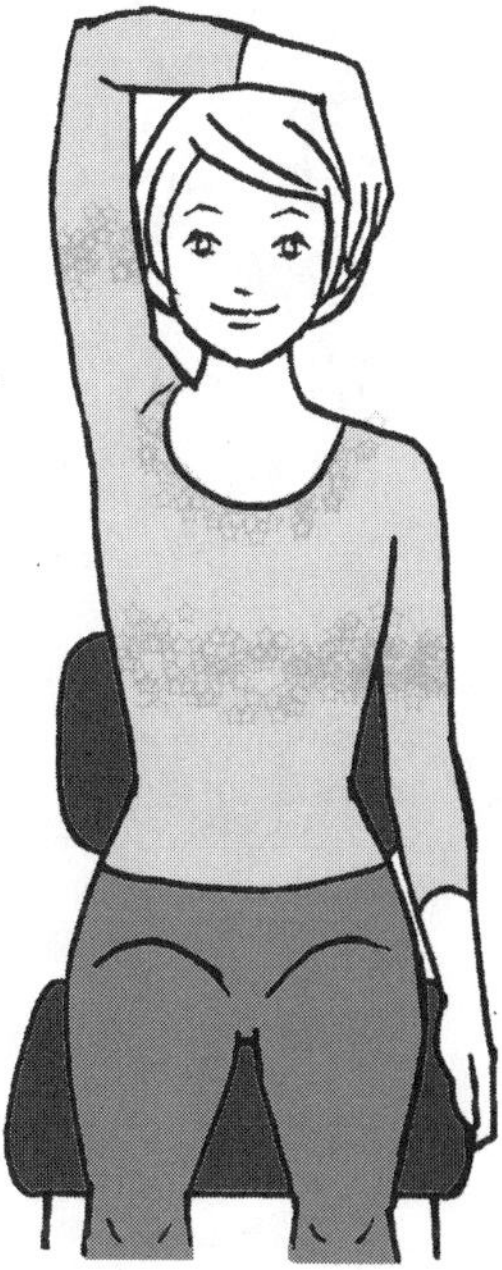

1

イスに座る。左手は自然に
下ろし、イスのへりをつかむ。
右手を左耳の上に当てる

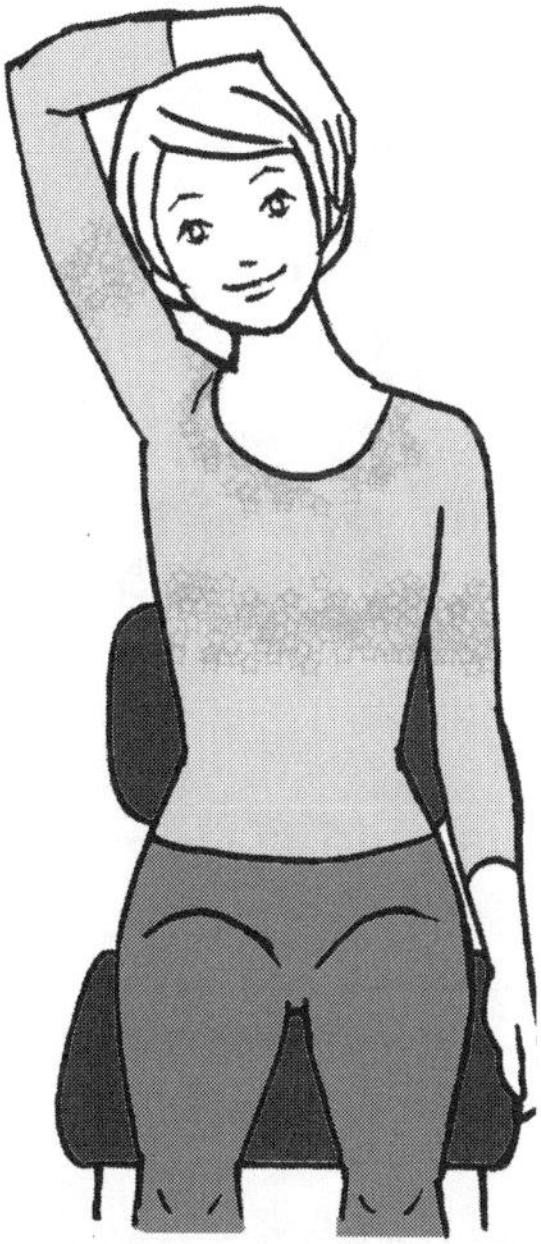

2

右手で頭を右に倒し、
首の左側を伸ばす。

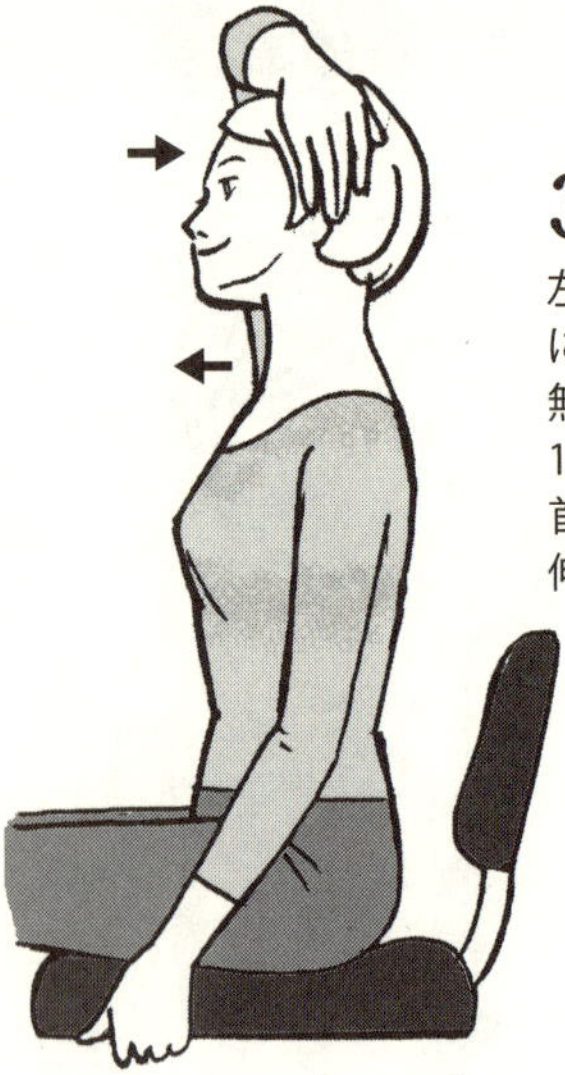

3

左のイラストの状態から顎《あご》を大きく前に出す（上を見上げるようにする）。
無理して首を痛めないように注意する。
10秒キープする。呼吸は止めない。
首の横の大きな筋肉（胸鎖乳突筋）が伸びる

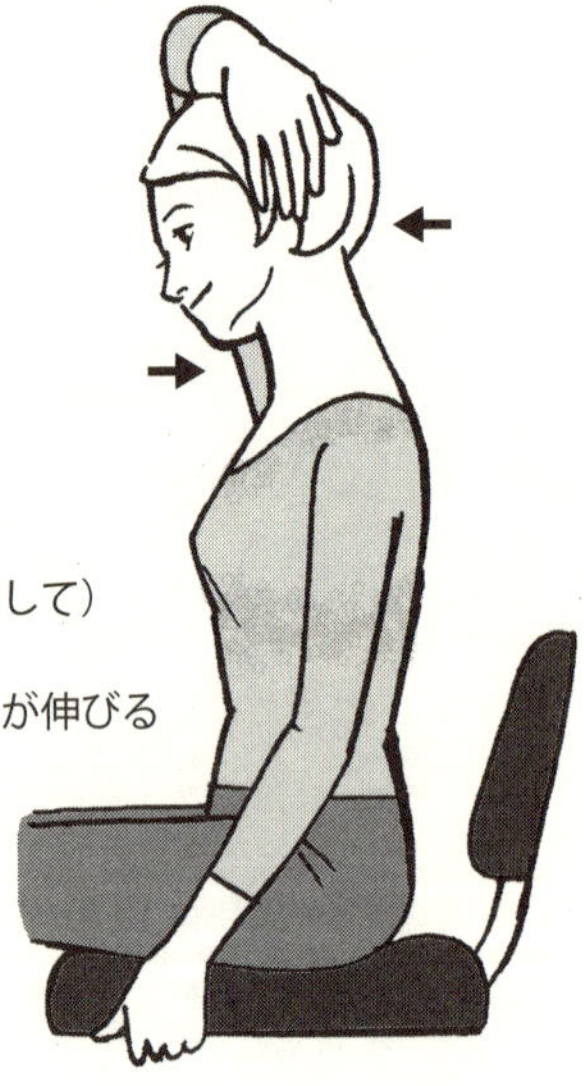

4

顎を引いて（下を見るようにして）
10秒キープ。
首の後ろ側の筋肉（僧帽筋）が伸びる

5 3のポーズから4のポーズへと、
大きくうなずくような動作を
10回くり返す
（10秒キープはしなくて良い）

6 同じように、
右側でも1～5を行う

背筋が伸び、肩も熱くなってきます。
マッサージしてもらうのと同じような効果が得られます。

夕食後の運動で、ぐっすり眠れる

ゾンビ体操と脱ET体操、いかがでしたか？

ぜひ鏡の前に立って、自分の姿を見てください。いつもよりも姿勢が良くなって、10歳若返った姿が映っていると思います。毎日続けていただけたら、20歳若返ります。


ゾンビ体操も脱ET体操も、運動が嫌いな人にも、時間がない人にもやってもらえるように考案したもの。どちらも何かをしながら、何かのついでにできるものなので、毎日の生活のなかにぜひ取り入れてください。


その際、習慣にするには、運動をするタイミングを決めておくのもひとつの方法です。

「運動をするのはいつがベストなタイミングですか？」と聞かれれば、

「食後30分くらい経ってから。とくに夕食を食べて30分ほど経ってから、お風呂に入るまでの時間がいちばんおすすめです。逆に、早朝は避けてくださいね」

と答えています。

食後30分というのは、食事で摂った糖質が体内で分解されて、血糖値がグッと上がってくるタイミング。ここで体を動かせば、糖質を消費することができて、血糖値の急上昇を防げます。

血糖値が上がらなければインスリンの分泌量も抑えられるので、すい臓の負担も減りますし、細胞に取り込まれる糖が減り、肥満予防にもつながります。

とくに夕食後をおすすめする理由は、ひとつは、食べすぎてしまいやすいのが夕食だから。仕事も終わってゆっくり過ごせる夕食は、朝食や昼食よりもたくさん食べる人が多いでしょう。

ところが、夜は、「ビーマル1《ワン》」の影響が強く、脂肪をため込みやすい時間帯です。ただでさえため込みやすいのに、まったく消費せずにそのまま寝ると、食事で摂った栄養が内臓脂肪として蓄えられやすいのです。

入浴前をおすすめするのは、運動をすると汗をかくからという単純な理由がひとつ。

もうひとつは、睡眠の質が良くなるから。

ゾンビ体操や脱ＥＴ体操で全身の血行が良くなってから入ると、入浴の温熱効果が高まります。運動と入浴のダブルの効果で、血液循環が良くなり、体温も上がり、体がポカポカしてきます。

なおかつ、湯船につかると、交感神経優位の状態から副交感神経優位の状態に切り替わり、体はリラックスモードに。

そのままベッドに入ると、体表からほどよく熱が逃げていき、体内の深部体温が少しずつ下がっていくので、寝つきが良くなり、ぐっすりと熟睡しやすいのです。

逆に朝は、副交感神経優位から交感神経優位に自律神経が切り替わる、非常にセンシティブな時間帯です。このとき、体のなかでは血管が収縮し、血圧が上がりやすくなっているので、そんなときに運動でさらに交感神経を刺激すると、血圧や心拍数を一気に上げてしまいます。

実際、朝は血管事故が起きやすく、目覚めてから１時間以内に起こる脳卒中や心筋梗塞は多いのです。

だから、朝は温かい飲み物でも飲みながらゆっくりと過ごし、夕食後、体を動かして、夜の睡眠に備えましょう。

とくに「食べすぎた」と思ったら、ぜひ、長めのゾンビ体操で「血管ケア」をしてください。

おわりに——人生100年時代を楽しむために

心拍数が寿命を決める、というデータがあります。

昔から言われていたことですが、最近また注目を集めています。

心拍数とは、1分間に心臓が拍動する回数のこと。心拍数が多いということは、心臓を使いすぎているということです。

交感神経が刺激され、ストレスホルモンが出ているときに心拍数は上がるのですが、そういうときには血圧も上がり、血管も傷つきやすくなっています。

逆に心拍数を上げすぎないような生活は、血管にとってストレスを少なく、健康寿命を延ばしてくれます。

心拍数を上げすぎないようにするには、何より、イライラしないこと。

イライラは、交感神経を刺激し、ストレスホルモンを分泌して血管を収縮し、血圧と心拍数を上げるのです。

イライラはタバコを3本同時に吸っているのと同じくらい、体にストレスをかける。

そう覚えておいてください。

ただ、そうは言ってもイライラのもとは何かとありますよね。大事な約束の日に限って電車が遅れているとか、仕事が思うように進まないとか、家族が家事を協力してくれない、とか。

そういうとき、私は「10年後に自分がこの状況を思い出したら、どう思うか?」と考えるようにしています。

タイムマシンに乗って10年後に飛んでいったことを想像して、今の自分を見つめ直すのです。

そうすると、大抵のことは「まあ、いいや」と思えます。

たとえば10年前に大変だったことも、今思い返せば「そんな時代もあったなー」と懐かしく思えるのではないでしょうか。それと同じだと思えば、「今大変なことも10年後には笑い話になるかも」と思えるので、結構、気が楽になります。

この考え方は、「タイムマシン思考法」と呼んでいるのですが、大学受験でしんどかった高校時代に編み出した方法です。

また、「天秤思考法」も意識的に取り入れています。天秤の片方に今起こっている問題を乗せて、反対側に価値観の異なる大事なものを乗せて、どっちがより自分にとって大事かを考えるのです。

たとえば、ある人に対してイライラしているとしましょう。

そのときに、その人のために怒る気持ちと、イライラすることで自分の血管や心臓がタバコ3本分のダメージを受けることとを比べると、

「あんな人のために自分の血管と心臓を犠牲にするのはバカらしいからやめよう！」

と、イライラを手放せるのです。

あるいは、営業などの仕事で売り上げ目標を達成できなくて上司にせっつかれ、自分でも「やばい、やばい」と焦っているとき。

がむしゃらに頑張って、長時間労働をしたからといって数字が上がるわけでもありません。心筋梗塞などを起こして倒れるリスクも上がれば、遅い時間に家に帰ってイライラし

て過ごすことで家族との関係も悪くなるかもしれません。

そのときにも、心筋梗塞で倒れるリスクや家族が崩壊するリスクと比べれば、成績が少し悪くてもいいやと思えるでしょう。

この天秤思考法は、医者になってから身につけました。

◆笑顔で堂々としていればいい

それともうひとつ、それなりに人生経験を積んで、そう思えるようになったのですが、**人は自分が思っているほど自分のことを見ていません。**

テレビでうまく話せなくて「あのときこう切り返せば良かった」と悔やんだり、学会の討論で言い負かされて悔しい思いをしたり、「ああ、こうすれば良かった!」と後から悔やむことはあります。

でも、うまく答えられなかったとしても、誰も覚えていません。何をしゃべったかなんて、意外と忘れられちゃうものなのです。

それよりも、もしも相手の言葉に対してムッとしたり、キレて怒ったり、言葉に詰まったりすると、その印象だけが残ってしまう。

だから、笑顔で明るく堂々としていることのほうが大切で、それが良い印象を残します。

ゴルフのときにも、「良いショットを打とう」と力みすぎてクラブがボールをかすめてチョロしたり、ＯＢしてしまったりすると、悔しい、恥ずかしいと思いますが、まわりの人たちはその場で吹き出すだけで、誰もたいして気にしていません。

みんな自分のショットに夢中ですから、他の人には何も期待していないのです。

10年後に振り返ったらどうかと想いを馳せるタイムマシン思考法。

価値観の違う別の大事なものと比べる天秤思考法。

そして、「人は自分のことなんてたいして気にしていないんだから、多少失敗しても笑顔で明るく堂々としていよう」という開き直り。

この３つが、私の、心拍数を上げない心の持ち方のコツです。

良かったら、試してみてください。

もしも、それでもなにか引きずるイライラ、ムカムカがあったなら……、「ゾンビ体操」と「脱ET体操」でストレス発散を。ストレス発散と同時に、血管も若返って、一石二鳥です！

池谷敏郎

本書は青春新書プレイブックスのために書き下ろされたものです

青春新書
PLAYBOOKS

人生を自由自在に活動《プレイ》する

人生の活動源として

いま要求される新しい気運は、最も現実的な生々しい時代に吐息する大衆の活力と活動源である。

文明はすべてを合理化し、自主的精神はますます衰退に瀕し、自由は奪われようとしている今日、プレイブックスに課せられた役割と必要は広く新鮮な願いとなろう。

いわゆる知識人にもとめる書物は数多く窺うまでもない。

本刊行は、在来の観念類型を打破し、謂わば現代生活の機能に即する潤滑油として、逞しい生命を吹込もうとするものである。

われわれの現状は、埃りと騒音に紛れ、雑踏に苛まれ、あくせく追われる仕事に、日々の不安は健全な精神生活を妨げる圧迫感となり、まさに現実はストレス症状を呈している。

プレイブックスは、それらすべてのうっ積を吹きとばし、自由闊達な活動力を培養し、勇気と自信を生みだす最も楽しいシリーズたらんことを、われわれは鋭意貫かんとするものである。

—創始者のことば— 小澤和一

著者紹介

池谷敏郎〈いけたに としろう〉

医学博士。池谷医院院長。1962年東京都生まれ。

東京医科大学医学部卒業後、同大学病院第二内科に入局。血圧と動脈硬化について研究。97年、池谷医院理事長兼院長に就任。専門は内科・循環器科。現在も臨床現場に立つ。血管や心臓に関わる循環器系のエキスパートとして、数々のテレビや、雑誌、新聞、講演など多方面で活躍中。

東京医科大学循環器内科客員講師、日本内科学会認定総合内科専門医、日本循環器学会循環器専門医。

著書にベストセラー『人は血管から老化する』(青春新書プレイブックス)などがある。『世界一受けたい授業』(NTV系)、『林修の今でしょ!講座』(テレビ朝日系)等に出演、わかりやすい説明と真摯な人柄で大好評。


1日《にち》5分《ふん》!

血管《けっかん》ケアだけで20歳若返《さいわかがえ》る!

青春新書 PLAYBOOKS

2019年9月1日　第1刷
2022年10月10日　第5刷

著者　池《いけ》谷《たに》敏《とし》郎《ろう》

発行者　小澤源太郎

責任編集　株式会社プライム涌光
電話　編集部　03(3203)2850

発行所　東京都新宿区若松町12番1号 〒162-0056　株式会社青春出版社
電話　営業部　03(3207)1916　振替番号　00190-7-98602

印刷・三松堂　製本・フォーネット社

ISBN978-4-413-21146-8